Entre a ciência e a experiência

FUNDAÇÃO EDITORA DA UNESP

Presidente do Conselho Curador
Herman Voorwald

Diretor-Presidente
José Castilho Marques Neto

Editor Executivo
Jézio Hernani Bomfim Gutierre

Assessor Editorial
Antonio Celso Ferreira

Conselho Editorial Acadêmico
Alberto Tsuyoshi Ikeda
Célia Aparecida Ferreira Tolentino
Eda Maria Góes
Elisabeth Criscuolo Urbinati
Ildeberto Muniz de Almeida
Luiz Gonzaga Marchezan
Nilson Ghirardello
Paulo César Corrêa Borges
Sérgio Vicente Motta
Vicente Pleitez

Editores Assistentes
Anderson Nobara
Arlete Zebber
Christiane Gradvohl Colas

ANTONIO PITHON CYRINO

Entre a ciência e a experiência
Uma cartografia do autocuidado no diabetes

© 2009 Editora UNESP

Direitos de publicação reservados à:
Fundação Editora da UNESP (FEU)
Praça da Sé, 108
01001-900 – São Paulo – SP
Tel.: (0xx11) 3242-7171
Fax: (0xx11) 3242-7172
www.editoraunesp.com.br
feu@editora.unesp.br

CIP – Brasil. Catalogação na fonte
Sindicato Nacional dos Editores de Livros, RJ

C997e

Cyrino, Antonio Pithon
    Entre a ciência e a experiência : uma cartografia do autocuidado no diabetes / Antonio Pithon Cyrino. - São Paulo : Ed. UNESP, 2009.

Inclui bibliografia
ISBN 978-85-7139-978-5

1. Diabetes Mellitus. 2. Diabetes - Pacientes - Educação. 3. Diabéticos - Saúde e higiene. 4. Cuidados pessoais com a saúde. I. Título. II. Título: Uma cartografia do autocuidado no diabetes.

09-4864
                                              CDD: 616.462
                                              CDU: 616.379-008.64

Este livro é publicado pelo projeto Edição de Textos de Docentes e Pós-Graduados da UNESP – Pró-Reitoria de Pós-Graduação da UNESP (PROPG) / Fundação Editora da UNESP (FEU)

Editora afiliada:

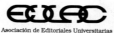
Asociación de Editoriales Universitarias
de América Latina y el Caribe

Associação Brasileira de
Editoras Universitárias

*A Szymon Goldfarb,
Elizabeth Goldfarb e Maria Lucia
Toralles-Pereira (in memoriam)*

Aos meus pais

*Minhas meninas
Meus amores
Laura,
Verinha,
Alice e
Eliana*

"A vida humana ou é encontro ou não é nada."
(Martin Buber)

AGRADECIMENTOS

Não é uma mera opção de estilo o uso da primeira pessoa do plural neste livro, mas o reconhecimento de que há um grande coletivo corresponsável por este trabalho, formado por muitos "nós".

Isso é motivo de celebração e alegria. Alegria de estar "com", de poder partilhar a vida, as descobertas, os aprendizados e o convívio humano com aqueles que nos fazem fortes.

Sou muito grato a todos que de alguma forma me apoiaram na produção de minha tese de doutoramento, ora transformada em livro, e a todos que estiveram e ainda estão envolvidos no programa de pesquisa do qual esta obra é parte.

Inicialmente, agradeço o apoio à pesquisa recebido da Fapesp (Processo nº 03/12970-2) e da Fundunesp (Processo nº 0114/03) que viabilizaram o desenvolvimento do projeto de pesquisa do qual este livro é parte.

Registro, ainda, meu reconhecimento aos que estiveram diretamente envolvidos neste projeto, por diferentes motivos:

- aos anônimos colaboradores deste estudo – diabetólogos e diabéticos – por concordarem em participar desta investigação com entusiasmo, interesse e disposição para partilhar suas competências técnico-científicas e saberes da experiência;

- aos colegas do Departamento de Saúde Pública, da Faculdade de

Medicina de Botucatu-UNESP (FMB), pela compreensão e generosidade com que entenderam meu afastamento;

- à equipe do Laboratório de Saúde Pública do Departamento: Rô, Eliana e Maria Luiza;

- aos amigos do Centro de Saúde Escola, especialmente, pela grande ajuda no campo desta pesquisa, sou muito grato a Suelene, Silvia, Luciana e Waldecir;

- às colaboradoras de diferentes momentos de minha tese: Márcia Lafão, Julia Durand, Ligia Kiss, Mônica Rosolem e Dona Quita;

- aos alunos de graduação de medicina da FMB e orientandos de iniciação científica, curiosos e interessados, participantes deste programa de pesquisa, em diferentes momentos: Renata, Ana, João, Bruno, Mariana, Gabriel e Talita;

- à amiga Sueli Martins, pela leitura atenta e crítica e por todo apoio no trabalho de campo;

- à Dináh Borges de Almeida, pelo interesse crítico com que leu o material empírico, ainda "bruto", e pela costumeira paixão pelo bom debate; À minha mestra Cecília Magaldi, pelo exemplo nesses anos de Saúde Pública;

- ao Arthur Hipólito de Moura (*in memoriam*) agradeço o interesse e generosidade com que partilhou saberes e nos abriu as portas das "árvores de conhecimentos", *software* de gestão do conhecimento que inspirou e provocou boa parte do caminho percorrido neste trabalho;

- às amigas Lucia Toralles (*in memorian*) e Miriam Foresti, também parceiras de editoria-científica, pelos anos de aprendizado, convívio e carinho;

- à minha mestra e amiga Lilia Blima Schraiber, e ao meu amigo e iluminador de caminhos Ricardo Rodrigues Teixeira, pelo enorme privilégio e felicidade de ter partilhado tantos momentos de aprendizado e enriquecimento durante o desenvolvimento de minha tese de doutorado;

- à minha Eliana, parceira de vida, de sonho, carinho e amor, pela paciência nesses meses de muito trabalho e pouco lazer.

Sumário

Prefácio   13
Introdução   21

Parte 1 – Educação e Comunicação no autocuidado ao diabetes   33
1   Da educação sanitária à emergência da inteligência coletiva   35
2   A educação para o autocuidado no diabetes: da obediência ao "empoderamento" do portador   53

Parte 2 – Cartografia do autocuidado no diabetes: do olhar do especialista à experiência do portador   73
3   Competências requeridas e efetivas no autocuidado ao diabetes   75
4   Ciência e Clínica: o autocuidado sob o olhar do diabetólogo   79
5   O cuidado-de-si de quem vive com diabetes   105
6   Do constructo de doença à experiência de enfermidade   207

Referências bibliográficas   219

Prefácio

É grande a satisfação de apresentar este novo livro do professor Antonio Pithon Cyrino ao público brasileiro. Vindo de uma trajetória de atividades e produções ligadas à atenção primária à saúde e que culmina, já por mais de 10 anos, com seu engajamento no campo da Saúde Coletiva como editor da revista *Interface - Comunicação, Saúde, Educação*, o autor brinda-nos com a publicação de mais um precioso estudo. Consoante com essa trajetória de vida, situa seu estudo no âmago da Educação, a que faz dialogar e fecundar-se com as questões da Comunicação, em prol de práticas da saúde mais inclusivas, democráticas e éticas. É essa interface que o autor quer destacar e problematizar para os leitores, certamente profissionais do campo da Saúde e da Saúde Coletiva em particular.

Não é exatamente uma novidade tratar do caráter pedagógico das práticas de saúde. Este é reconhecido há mais de 30 anos na produção em nosso campo, por pensadores como Cecília Donnangelo, por referência à prática médica, ou Mendes-Gonçalves, relativamente ao sanitarismo, ou ainda Elliot Freidson, o grande sociólogo americano, bastante referido em nosso campo, e que inaugura a importante vertente da sociologia crítica acerca da medicina, abrindo novo olhar no estudo das profissões. O encontro entre médico e paciente na consulta médica é bem debatido já quanto a esse seu aspecto de 'consulta', isto é, de aconselhamentos e orientações de natureza pedagógica. É desse fundamento da intervenção médica que se vale a Saúde Pública, desde Paula Souza nos idos de 1920-30, em nosso caso, para construir a proposta da Educação Sanitária, ampliando os aconselhamentos e orientações para esse campo do coletivo, e, assim, para toda a população. Em seu centro está o projeto preventivista, com a noção de *prevenção*, por meio da qual pudemos, nós da Saúde, passar a conceber ações que se adiantem ao adoecimento. Ações também que, por buscarem promover a saúde, terminam por reorientarem-se em uma nova modalidade de prática, a *atenção integral*. Esta inclui o domínio dos profissionais médicos, pois a princípio se origina desse domínio, mas termina por extravasá-lo em direção do trabalho multiprofissional.

A prevenção marcará o projeto sanitário dos anos 1920-60, nucleando o arranjo de trabalho profissional e produtor da assistência em torno à Educação Sanitária, o modelo tecnológico hegemônico do período, tal como dele tratou Mendes-Gonçalves em seu inaugural estudo acerca da *integralidade em saúde,* em 1986. Esta integralidade é iniciada entre 1967-76 pelas reformas sanitárias em São Paulo, enquanto um rearranjo de serviços, integração de ações assistenciais na criação dos Centros de Saúde, que, tempos depois, passarão a ser conhecidos como Unidades Básicas de Saúde, serviços produtores dessas ações de *atenção integral em nível primário.* A prevenção, portanto, e afinal prática já não tão nova assim, situa-se em um movimento transformador da Medicina e da Saúde cujo horizonte é a atenção integral, horizonte a que podemos reconstruir historicamente a posteriori (em tempos mais atuais) e que, se mostrou origens na proposta de reforma da medicina chamada Medicina Integral, dos anos 1940-50, com sua utopia de formar o médico na abordagem do "indivíduo como um todo", ultrapassou-a em direção à tomada médico-sanitária do "adoecimento como um todo", a exigir não só uma medicina integral mas uma integração desta com o sanitário, na atenção produzida em equipe multiprofissional.

Se a essa altura o leitor já reconhecerá muitas das noções e ideias com as quais certamente se vê envolvido hoje em dia, quer como prática profissional, quer como discussão política ou científica, podendo, pois, compreender desde já o escopo problematizador deste livro e sua relevância atual para nosso campo, a esse breve resgate histórico, devo acrescentar o movimento transformador a que foi submetida a própria Educação Sanitária.

Nascida e desenvolvida nessa cultura da orientação/ aconselhamento, construiu-se na tradição das relações desiguais, legitimamente desiguais. Isto quer dizer que possui seu centro organizador como conceito e ação, no propósito de desenvolver uma "consciência sanitária" na população, que se dá a partir das ações educativas dos profissionais, na clássica, e por isso tradicional, fórmula da passagem de conhecimentos deles para a população. Nesta equação conhecimentos reduzidos a informações daquele que sabe para quem não sabe. Saber, ou não, o quê? É nossa pergunta. É uma dúvida que devemos formular, pois a resposta imediata, aparentemente muito fácil, é enganosa, já que estamos em plena mudança de paradigmas nessa esfera da educação, o que não é nem pouco, nem simples em termos epistemológicos para a construção dos saberes.

À primeira vista estamos diante da questão: o profissional que sabe sobre as doenças, graduou-se e apropriou-se do conhecimento técnico-científico sobre elas, e o paciente ou o usuário da assistência que não sabe sobre elas, tratando-se, pois, de relação pedagógica a ensinar sobre esse conhecimento. Seria assim simples não fora o fato de que entre o conhecimento das doenças e o saber sobre os adoecimentos há toda uma construção histórico-social de eliminação sistemática de informações, dados, conhecimentos e saberes sobre a qual repousam as ciências da Modernidade e toda sua construção tecnológica até os dias de hoje.

Que a doença do doente possa ser lida e interpretada como a doença do médico, e que, de um lado, essa potência tenha se transformado em único procedimento adequado e reconhecido como científico, foi a contribuição específica da modernidade na construção da linguagem da medicina de base biomédica, ou da anátomopatologia como a chama Michel Foucault, o que já tem sido bastante estudado e é conhecido como a medicalização do social, medicalização das origens socioculturais do adoecimento reduzido, então, às suas origens orgânicas, aos fatos biomédicos da lesão anatomicamente configurada – a doença formulada pelo médico. De outro, que o próprio doente já se pense em termos de doença – a doença do doente, isto é, a que ele formula mas na perspectiva de ir ao encontro da doença do médico, isto já é parte da soberania médica, reproduzindo culturalmente aquele que busca o médico essa leitura e interpretação de seus desconfortos ou males vividos.

Tal dominância cultural praticamente reverte a expressão crítica que elabora Georges Canguilhem ao denunciar a parcialidade de tal proceder. Diz ele... "Existe uma medicina porque há homens que se sentem enfermos e não porque existem médicos é que os homens vêm a inteirar-se, por meio deles, de que estão enfermos!" (p. 182) Bem, aqui me utilizo da expressão quase ao seu contrário: no modelo culturalmente hegemônico, inteiramo-nos não só de que estamos doentes, mas até que vamos adoecer disto ou daquilo, porque aí estão os médicos dizendo das doenças e seus riscos...

Ocorre que quando este grande filósofo constrói tal assertiva, e à qual recorremos sempre em nossas críticas à medicalização, é para distinguir duas esferas da realidade que aquelas reduções científicas modernas, dentro de seu paradigma positivista, tornou equivalentes: doentes e doenças. Este proceder científico permitiu que pudéssemos alijar a subjetividade de quem adoece e tomar o doente pela construção médica da doença, achando até mesmo natural esse pensar, como se não fosse construção sócio-histórica, e nisso um empreendimento cultural sempre passível de mudança, essencializando-se essa via de leitura dos nossos sofrimentos ou adoecimentos.

Mas, quantas vezes, e cada vez mais hoje em dia, exatamente dentro do projeto da 'humanização' das práticas de saúde, ao criticarmos o paroxismo tecnicista da medicalização, já não se falou: não tratemos da doença, mas dos doentes! É quando, então, esse tratar pode vir a ser um *cuidado*! Ao enunciarmos desse modo uma nova ética para as práticas de saúde, será que temos claro que estas formulações só são possíveis a partir, e adotando, aquelas distinções que quis construir Canguilhem? É preciso compreender bem que se interar das necessidades de saúde dos indivíduos, mesmo que coletivamente tomados como agrupamentos populacionais, por meio dos médicos, isto é, por meio estrito da linguagem das doenças, recobre apenas em parte as questões do adoecimento. Como apontou Canguilhem, adoecer é antes de tudo um viver impedido e é a esse viver que as práticas de cuidado devem se voltar. Tratar doenças pode ficar muito aquém das necessidades de saúde exigidas para retomarmos nosso viver, nosso "modo usual de andar a vida", como diria o filósofo. Além disso, observemos que Canguilhem se vale mais corretamente do enfermar-se, conceito que destaca a experiência subjetiva do adoecer, destaca aquele que adoece mais que a doença da nosografia médica.

É exatamente a mesma trilha de destaque que pretende este livro, ao pôr em debate a educação em saúde, quer como ação individualizada em medidas preventivas ou de promoção da saúde no interior das práticas da atenção integral, quer como dimensão pedagógica da ação do médico no interior de sua prática profissional. Problematizando-a da perspectiva comunicacional, em nítido embasamento em Paulo Freire, o autor nos coloca de imediato frente a esse outro da relação assistencial: o doente, aquele que vive a experiência de enfermar-se e desde essa situação, a experiência de seguir o modo de andar a vida.

É evidente, por aí, a grande conexão de seu estudo com as questões mais atuais do cuidado nas práticas de saúde e o novo agir profissional que este cuidado exige, dialogando diretamente com a produção, em nosso campo, referenciada no *agir ético comunicativo* formulado por Juergen Habermas e bem incorporado, na dimensão do cuidado, por José Ricardo Ayres, ou na dimensão do planejamento e organização dos serviços, por Francisco Javier Uribe Rivera.

Não obstante tal atualidade, o que quero apontar não é somente para essa conexão, mas para a pergunta que a segue de imediato: como valorizar o ponto de vista do doente? Como fazer aflorar a experiência do enfermo e o saber que dela constrói? E como, ainda mais, fazer compartilhar esse saber, entre os doentes e seus cuidadores profissionais e entre a própria comunidade de enfermos? Este "como" nos remete à dimensão interativa das práticas de saúde, dimensão essa, tal qual mostrará ao leitor o presente livro – e aqui sua contribuição radicalmente original ao nosso campo, que não apenas aponta para a valorização do diálogo como recurso comunicacional, mas de um diálogo cuja ética está em tornar algo mais simétrico aquela relação de desiguais:

o profissional e o usuário dos serviços. Tal valorização está ancorada, como este estudo bem o demonstra, em uma nova concepção acerca do saber que rege a intervenção e, pois, define o arranjo assistencial que será produzido e nele as relações intersubjetivas nas práticas de saúde. Já não mais se trata da presença, exclusiva ou soberana, do saber apenas científico e de base cognitiva (centrado no conhecimento biopatológico), mas da presença em negociação, posto que em diálogo, deste saber científico com o *saber prático* dos enfermos. E este possui um diferente centro, pois é balizado pelas *competências práticas de lidar com obstáculos*, ou campos problemáticos surgidos exatamente na interface da enfermidade com o seguir vivendo, ou seguir com o modo de andar a vida. O reconhecimento da existência desses obstáculos e de que, no cotidiano, todo enfermo cria competências para lidar com eles, é uma nova abordagem para os aconselhamentos e orientações do profissional, e também será o plano em que os conselhos e orientações técnico-científicos encontrarão sentido prático, para quem precisa seguir vivendo. Nesse particular também as orientações dos profissionais passam a ser mais competências (requeridas pelos técnicos) do que propriamente conhecimentos transmitidos.

De modo singelo, o presente estudo toma as questões do autocontrole e autocuidado de portadores de Diabetes Mellitus, mas desde essa base empírica opera toda uma reconstrução daquelas noções, articulando-as no viver cultural e socialmente dado desses portadores. Um novo conjunto de autores são, para tal, as referências. Autores, como Michel Serres e Pierre Levy, menos usuais em nosso campo, mas por meio dos quais o leitor certamente alcançará essas outras possibilidades de reflexão e de crítica à educação sanitária tradicional, assim como possibilidades de incorporação criativa do escopo comunicacional às práticas de saúde. Espero que o leitor aproveite bastante essa abertura tanto paradigmática quanto conceitual, passando a compor essa corrente de pensamento em nosso campo que quer construir também para os profissionais de saúde novos modos de andarmos a vida.

Lilia Blima Schraiber
São Paulo, junho 2009

Bibliografia

AYRES, J.R.C.M. Cuidado: tecnologia ou sabedoria prática? Interface: Comunic., Saúde, Educ., v.4, n.6, p.117-120, 2000

CANGUILHEM, G. O normal e o patológico, 2ª. ed., Rio de Janeiro, Forense-Universitária, 1982

DESLANDES, S.F. (org.) Humanização dos Cuidados em Saúde. Conceitos, Dilemas e Práticas, Rio de Janeiro: Ed. Fiocruz, 2006

DONNANGELO, M. C. F.; PEREIRA, L. Saúde e Sociedade. São Paulo: Livraria Duas Cidades, 1976.

FREIDSON, E. Profession of Medicine. A study of the sociology of applied knowledge, New York: Dodd, Mead and Company Inc.,1970

FREIRE, P. Pedagogia do oprimido. Rio de Janeiro: Paz e Terra, 1979

FREIRE, P. Educação como prática da liberdade. Rio de Janeiro: Paz e Terra, 1975

FREIRE, P. Extensão ou Comunicação. Rio de Janeiro: Paz e Terra, 1977.

FOUCAULT, M. O Nascimento da Clínica, Rio de Janeiro: Forense-Universitária, 1977

FOUCAULT, M. Microfísica do poder, 2a. ed., Rio de Janeiro: Ed. Graal, 1984

HABERMAS, J. Técnica e Ciência como Ideologia, Lisboa: Edições 70 Ltda., 1987

LEVY, P. Cibercultura. Rio de Janeiro: Ed. 34, 1999.

LEVY, P. As tecnologias da inteligência: O futuro do pensamento na era da informática. Rio de Janeiro: Ed. 34, 1993

LÉVY, P.; AUTHIER, M. As árvores de conhecimentos. 2 ed. São Paulo: Escuta, 2000.

MENDES-GONÇALVES, R. B. Medicina e História. Raíces Sociales Del Trabajo Médico, México: Siglo Veinteuno, 1984

MENDES-GONÇALVES, R. B. Tecnologia e Organização Social das Práticas de Saúde: características do processo de trabalho na rede estadual de centros de saúde de São Paulo. São Paulo: Hucitec / Abrasco, 1994

RIVERA, F.J.U. Agir Comunicativo e Planejamento Social (uma crítica ao enfoque estratégico). Rio de Janeiro: FioCruz, 1995

SERRES, M. La Communication. Paris: Ed Minuit, 1968.

Introdução

Somos todos inventores! Com esse título a revista *Carta Capital* reproduziu artigo do periódico inglês *The Observer* (Leadbeater, 2005) cujo tema central é a evidente capacidade de diferentes coletivos produzirem inovações tecnológicas, processo cuja atualidade contrasta com o que sempre foi exclusividade de especialistas e inventores solitários. São inúmeras as invenções e inovações produzidas por "coletivos inteligentes" nas duas últimas décadas: de bicicletas (*mountain bike*) a programas de computador de fontes abertas, passando pela enciclopédia Wikipedia (objeto de permanente construção e renovação por seus próprios usuários). A essas iniciativas, o autor agrega aquelas que buscam envolver a própria comunidade no desenvolvimento de tecnologias que as apoiem a encontrar soluções para suas necessidades e problemas. Leadbeater (2005) cita o diabetes, como um exemplo, no qual tal estratégia de apoio mútuo e criação coletiva de soluções aos problemas vividos seria extremamente necessária, dada sua magnitude epidemiológica, econômica, assistencial e pelo autocuidado requerido dos pacientes, a despeito das dificuldades e dos desafios que isso representaria para os serviços de saúde.

Trazer um texto jornalístico para abrir um estudo acadêmico pode parecer estranho, mas aqui cumpre, ao menos, duas funções: 1. pela importância de seu próprio conteúdo para os objetivos deste livro, como discutiremos à frente, e 2. pela possibilidade que nos dá de contextualizar nosso tempo dentro do que se tem chamado de uma "sociedade do conhecimento", pelo modo como o conhecimento vem sendo cada vez mais valorizado, ao mesmo tempo que tem deixado de ser monopólio das instituições de ensino.

Esse fenômeno, bastante contemporâneo com que parte das inovações tecnológicas tem sido produzida por grupos ou comunidades, é apenas uma das questões que têm ocupado os pesquisadores do interdisciplinar campo de investigação da "inteligência coletiva", em torno da ideia da "potência de ação coletiva" dos grupos. Para os estudiosos dessa área, essa "potência" dependeria, essencialmente, da capacidade de indivíduos e grupos, em sua interação, "produzirem, trocarem e utilizarem conhecimentos" em processos de "aprendizagem e criação nas coletividades locais", por meio de distintas "tecnologias sociais" (Teixeira, 2005, p.220).

Para a área da saúde, o campo da inteligência coletiva abre inúmeras possibilidades de investigação e aplicação dessa "potência da ação coletiva" e dos processos coletivos de aprendizagem e criação, ampliando-se o que já se tem estudado a respeito do apoio social e das redes sociais e de seu impacto sobre a saúde das pessoas, em razão de laços de solidariedade e ajuda mútua entre indivíduos e grupos.

É na confluência da inteligência coletiva com a comunicação e educação em saúde que podemos localizar o campo de estudo apresentado neste livro. Como tal, abarca um conjunto de preocupações que nos permite encerrá-la dentro das fronteiras disciplinares da comunicação e educação em saúde, ainda que seus desdobramentos aproximem-nos da inteligência coletiva, como área de aplicação e investigação.

Na saúde coletiva, a educação e a comunicação são domínios cada vez mais requeridos em seus diferentes níveis de práticas, com especial relevância no âmbito da atenção primária à saúde, pela importância que aí assumem as ações de promoção da saúde e prevenção de doenças.

Todavia, a despeito do desenvolvimento teórico e aplicado do campo da educação, suas práticas nos serviços de saúde estão ainda aderidas a modelos inadequados para lidar com a complexidade de problemas com que nos defrontamos atualmente, seja pelos questionáveis valores que as sustentam seja por sua duvidosa eficácia técnica.

Já não se trata mais de pensarmos a educação em saúde como tecnologia na qual só um polo estabelece o que e como as práticas de saúde devem ser realizadas, ignorando a enorme capacidade criativa que as pessoas desenvolvem, como em condições de caráter crônico em que o próprio portador é responsável por seu cuidado.

É exatamente sobre essas inquietações que este livro trata, tendo como objetivo principal: reconhecer o "saber prático" desenvolvido pelos indivíduos no cuidado-de-si, partindo do pressuposto que tais "saberes da experiência" constituem um verdadeiro polo de conhecimento e riquezas humanas. Para tanto, escolhemos como base empírica a vivência de autocuidado do portador de *diabetes mellitus* tipo 2, por tratar-se de um crescente problema de saúde pública no Brasil e no mundo.

O *diabetes mellitus* é uma doença caracterizada, principalmente, por uma disfunção do metabolismo da glicose, que tem como elemento comum a hiperglicemia associada à deficiência de insulina (total, parcial ou relativa, quando há resistência a insulina). As duas formas mais comuns são: tipo 1 (que acomete, em geral, mas nem sempre, crianças e jovens) e tipo 2 (que, geralmente, se desenvolve após os 40 anos), que compreende aproximadamente 90% de todos os casos da doença (Scherwin, 2001). A prevalência do tipo 2 tem aumentado de forma expressiva em muitos países do mundo, em razão do envelhecimento populacional e do incremento do peso médio e do sedentarismo das populações, em consequência, dentre outras condicionantes, dos padrões de vida nas grandes cidades. Estudo multicêntrico sobre a prevalência do *diabetes mellitus* no Brasil (Brasil, 1992) mostrou um coeficiente de 7,6% na população, entre 30 e 69 anos, o que representaria mais de cinco milhões de portadores, dos quais mais da metade desconhecia sua condição. Há também indicações de que a prevalência em nosso país possa estar aumentando, a exemplo de outros países em desenvolvimento, inclusive a América Latina (Sartorelli & Franco, 2003).

Tomar a vivência de autocuidado no diabetes é bastante apropriado para mapear tais "saberes da experiência" dado o caráter modelar dessa condição para estudos de comunicação e educação como o nosso, em razão do cuidado que é requerido de seus portadores e pela expressividade de problemas aí envolvidos.

O autocuidado constitui a forma predominante de cuidado em saúde e será aqui tomado como um conjunto de atividades que envolvem práticas corporais, dietéticas, terapêuticas etc., realizadas pelo próprio indivíduo para promover sua saúde, prevenir e controlar doenças e restaurar a saúde. O autocontrole, por sua vez, pode ser definido como o monitoramento das condições de saúde-doença executadas, segundo parâmetros objetivos (glicemia capilar, glicosúria etc.) ou subjetivos (percepção corporal), pelo próprio sujeito.

Encontramos, na noção de competências, a possibilidade de explorar a superação do tradicional enfoque da educação em saúde, centrado na transmissão de conhecimentos com vistas à mudança de comportamentos, o que será desenvolvido no capítulo que se segue. Com isso, esperamos contribuir com o que vem sendo temática central de intervenção e pesquisa desse campo nas últimas décadas: a relação entre o conhecimento, que possui o indivíduo, e seu comportamento no enfrentamento de doenças e diante de fatores de risco e agravos à saúde.

Nessa linha de interesse, ainda buscamos: contrastar as competências (efetivas) dos portadores com aquelas definidas por especialistas, como requeridas para um adequado autocuidado, e apontar as dificuldades que os diabéticos enfrentam para a realização do cuidado-de-si, na visão dos diabetólogos e dos próprios diabéticos, ao que chamamos, respectivamente, de obstáculos e campos problemáticos. Identificar tais campos problemáticos ao cuidado-de-si mostrou-se, no decorrer do estudo, essencial à própria compreensão das competências efetivas, porque a riqueza dessas competências expressou uma ação criativa dos diabéticos diante dos desejos, das tensões e coerções que lhes constrangeu o viver.

Este livro foi estruturado com uma organização dos conteúdos em seis capítulos. Esta introdução é desdobrada, a seguir, em dois capítulos na Parte 1, que vão melhor detalhar nosso objeto e os aportes teóricos. No primeiro capítulo, produzimos uma revisão crítica dos principais embates que se colocam para pensar as relações entre educação e comunicação em saúde, sob uma perspectiva histórica, com ênfase nos desafios mais contemporâneos. No segundo capítulo, realizamos uma revisão crítica da literatura a respeito da educação para o autocuidado no diabetes, buscando examinar as tendências desse campo nas últimas duas décadas e, por fim, destacando uma das estratégias adotadas para um exame mais acurado.

Apresentamos, na Parte 2 – Cartografia do autocuidado no diabetes: do olhar do especialista à experiência do portador –, nos capítulos 3, 4 e 5, a descrição, discussão e análise de nosso material empírico segundo recorte teórico-metodológico adotado. Assim, no capítulo 3, introduzimos o leitor no estudo das competências requeridas e efetivas. A seguir, nos capítulos 4 e 5, procuramos detalhar as competências requeridas e os obstáculos ao autocuidado, e os campos problemáticos e as competências efetivas, identificadas sob a perspectiva, respectivamente, dos diabetólogos e dos diabéticos.

No capítulo 6, por fim, contrastamos estes diferentes olhares: dos diabetólogos, sobre os obstáculos ao autocuidado e as competências requeridas, e dos diabéticos sobre os campos problemáticos e as competências efetivas.

A seguir, fazemos uma breve exposição da metodologia desenvolvida (desenho, técnicas e instrumentos utilizados) e dos sujeitos que dela participaram, buscando explicitar os procedimentos técnicos adotados e o processo que teve curso nesta investigação.

Dos procedimentos metodológicos[1]

Este estudo estrutura-se como pesquisa qualitativa por representar o agrupamento de diversas estratégias exploratórias, que partilham a característica de lidar com a riqueza de detalhes dos dados produzidos, com ênfase na qualidade dos fenômenos e dos processos, além de recuperar a dimensão subjetiva das experiências estudadas (Bodgan & Biklen, 1991; Denzin & Lincoln, 2000).

---

1 Para um maior detalhamento sobre a metodologia utilizada neste estudo, consultar Cyrino (2005).

Foi realizada com técnicas de coleta de grupo focal e entrevistas semiestruturadas conduzidas com a participação de especialistas em diabetes e portadores de diabetes.

A pesquisa foi estruturada em três etapas. Inicialmente, buscamos determinar as competências requeridas e os obstáculos ao autocuidado, segundo a opinião de especialistas; num segundo momento, reconhecer as competências disponíveis numa comunidade de portadores e os campos problemáticos que as incitaram; e, por fim, contrastar e analisar as possíveis relações entre competências requeridas e efetivas e os obstáculos e os campos problemáticos ao cuidado-de-si.

Na primeira etapa, realizamos um levantamento documental técnico-científico[2] com a finalidade de subsidiar o estabelecimento de um rol de competências requeridas para o autocuidado e autocontrole no diabetes. Essa lista de competências foi parte do roteiro de entrevistas utilizado com os diabetólogos, momento em que estes foram estimulados a avaliá-las, agregando ou suprimindo tópicos.

As entrevistas com especialistas foram realizadas em seus locais de trabalho, mediante roteiro semiestruturado, com o que buscamos caracterizá-los quanto à sua formação e experiência profissional na assistência e no ensino do diabetes, e, aproximando-nos de seu cotidiano profissional, tratamos de obter sua opinião a respeito dos seguintes aspectos: o diabetes tipo 2 como morbidade, a assistência prestada aos portadores de diabetes, os serviços de atenção e as equipes de trabalho, os portadores e as dificuldades que enfrentam para seu autocuidado e autocontrole.

Realizaram-se seis entrevistas semiestruturadas com especialistas (duas médicas, duas enfermeiras e duas nutricionistas) de três diferentes instituições públicas de ensino superior, do interior e capital, do Estado de São Paulo.[3] As entrevistas foram consideradas em número suficiente quando percebemos certa "repetição" nas respostas, o

---

2 Utilizamos basicamente livros-texto de clínica médica e publicações voltadas à educação de portadores de diabetes. Buscamos mapear todas as recomendações práticas e todos os procedimentos arrolados para que o paciente possa fazer seu cuidado-de-si.

3 O fato de todas entrevistadas serem mulheres foi mera casualidade.

que é metodologicamente estabelecido e recomendado em pesquisa qualitativa. Corroboraram, ainda, para que tal repetição tenha sido alcançada com esse pequeno número de entrevistados, as características de relativa homogeneidade desse grupo de entrevistados, todos pertencentes à comunidade técnico-científica hegemônica e reconhecida de diabetólogos, e especialmente por serem formados e atuarem em escolas com padrões técnico-científicos bastante próximos, especialmente regulados pela referida comunidade de especialistas.

Todas as entrevistas foram gravadas e transcritas, e o rol foi preenchido pelas próprias especialistas ao final das entrevistas. Estas tiveram uma duração média de 1 hora e 12 minutos, e o conjunto desses depoimentos conformou um total de 7 horas e 11 minutos de gravação, correspondendo a 42 páginas de transcrição.

A maioria das especialistas participantes tem mais de uma década de experiência na assistência a diabéticos, enquanto a metade, mais de duas décadas; situação semelhante quanto ao envolvimento no ensino dessa especialidade nas instituições de ensino superior a que estão vinculadas.

Trabalhamos o material empírico com dois objetivos principais: a elaboração do rol de competências requeridas para o autocuidado e autocontrole no diabetes, e a estruturação de um conjunto de obstáculos percebidos pelas especialistas para que os portadores realizem seu autocuidado.

Ao término de todas as entrevistas, procedemos à revisão do rol de competências, incluindo os aspectos sugeridos pelas especialistas para melhor e maior detalhamento de algumas competências, bem como agregamos ao rol novas competências sugeridas por elas. Num segundo momento, os diabetólogos foram novamente solicitados a avaliar esta última versão do rol de competências (mediante o envio desse instrumento pelo correio), quando puderam novamente examiná-lo, e com o resultado conformamos sua versão final.

A parte mais aberta das entrevistas com as diabetólogas forneceu-nos depoimentos bastante ricos e que permitiram estruturar diferentes obstáculos que os diabéticos enfrentam em seu autocuidado, na opinião dessas especialistas. Ao se aproximarem de seu cotidiano profissional, nessa parte da entrevista, imprimiram diferenças quanto ao proposto na formulação do rol, como veremos no capítulo 4.

O percurso metodológico percorrido, com esses dois recortes empreendidos, partiu de uma posição de maior abstração, na definição do rol, pela proximidade com o constructo de doença e as normas médicas de cuidado, para outra na qual buscamos reconhecer os problemas concretos dos portadores, sob o ponto de vista das especialistas.

A segunda etapa desta investigação esteve voltada a caracterizar os núcleos mais significativos da experiência de viver com diabetes e os saberes e as competências disponíveis numa comunidade de diabéticos.

Para tanto, utilizamos duas técnicas de coleta distintas, porém complementares: o grupo focal e as entrevistas em profundidade. Ao mesmo tempo, essa escolha reflete uma característica da pesquisa qualitativa, a de ser essencialmente múltipla em seu olhar num esforço por ampliar as possibilidades de aproximação e aprofundamento do fenômeno em questão (Denzin & Lincoln, 2000). Essa composição dos modos de coleta e produção de informações é mais que um caminho alternativo de validação, a "triangulação na coleta de dados" (Minayo, 1992), pois é também uma "estratégia que acrescenta rigor, amplitude, complexidade, riqueza e aprofundamento" ao estudo (Denzin & Lincoln, 2000, p.5).

Essas técnicas de coleta foram realizadas de forma sequencial em dois momentos. Inicialmente, abordamos os grupos focais, como uma primeira aproximação com os indivíduos que vivem a experiência do diabetes, seus conhecimentos, saberes e práticas de cuidado daí decorrentes. Num segundo momento, para um maior detalhamento dessas concepções e práticas dos portadores, realizamos as entrevistas em profundidade.

Tanto os grupos focais quanto as entrevistas em profundidade foram realizadas no Centro de Saúde Escola (CSE) "Achilles Luciano Dellevedove", unidade de ensino, pesquisa e atenção à saúde da Faculdade de Medicina de Botucatu (FMB) da UNESP, com usuários da própria instituição.

A técnica de *grupo focal* possui, na produção das evidências empíricas, elementos de duas outras técnicas usadas na coleta de dados qualitativos e consideradas principais na pesquisa qualitativa: a observação participante e a entrevista individual. Contudo, guarda uma especificidade como método de pesquisa: a interação entre as pessoas estimula, em geral, respostas mais ricas e permite que questões novas e originais apareçam, além de demandar menos tempo que as entrevistas em profundidade. Resumidamente, podemos dizer que "é uma forma de ouvir as pessoas e aprender com elas" (Denzin & Lincoln, 2000, p.835), na aproximação imediata de coletivos. A discussão nesses grupos não só "focaliza" uma mesma área de interesse, como também é dirigida a um grupo mais homogêneo que partilha experiências comuns (Dawson et. al, 2004).

Foram realizados quatro grupos focais, com portadores na faixa etária de 40 a 59 anos, segundo o tipo de medicação em uso (oral ou insulina) e o tempo de diagnóstico (de 1 a 5 anos e 6 anos e mais), o que permitiu assegurar uma maior homogeneidade com relação à experiência desenvolvida pelos pacientes em seu cuidado. As quatro subdivisões foram assim distribuídas: 1. uso de medicação oral, com tempo de diagnóstico de 1 a 5 anos; 2. uso de medicação oral, com tempo de diagnóstico de 6 e mais anos; 3. uso de insulina, com tempo de diagnóstico de 1 a 5 anos; e 4. uso de insulina, com tempo de diagnóstico de 6 e mais anos.

Para orientar os trabalhos nos grupos focais, elaboramos um roteiro em que detalhamos a dinâmica e as questões propostas para a moderação dos encontros e parte dos procedimentos de ética em pesquisa adotados. Os grupos, de duração média de 2 horas e 18 minutos (incluindo pequeno intervalo), foram gravados e em cada um deles houve a participação de moderador, auxiliar e relator. Um relatório detalhado de cada um dos grupos focais foi elaborado pelo relator, com base nos registros gravados e na transcrição parcial destes, que no conjunto conformaram um documento de 81 laudas.

A *entrevista em profundidade* foi escolhida por oferecer a possibilidade de os entrevistados discorrerem de forma mais livre sobre os temas propostos. Essa entrevista difere das modalidades biográficas e de história de vida, em razão de sua maior estruturação e menor liberdade que estas. O roteiro semiestruturado foi elaborado após uma primeira análise dos relatórios dos grupos focais, a fim de aprofundar questões ali identificadas como centrais para o reconhecimento das dificuldades vividas no cuidado-de-si e dos saberes e das competências disponíveis nessa comunidade.

Esse roteiro foi estruturado na forma de temário, no qual organizamos os assuntos a serem abordados numa sequência, buscando garantir certa relação entre as questões. A entrevista, de modo geral, permitiu que os entrevistados discorressem sobre os seguintes aspectos: história pessoal e familiar da doença; o autocuidado e autocontrole do diabetes: o fazer e o saber-fazer no cotidiano, abordando mudanças que ocorreram na vida cotidiana com a experiência da doença e as práticas desenvolvidas no autocuidado e autocontrole e como as incorporou ao seu dia a dia, e as dificuldades sentidas para sua execução; a rede de ajuda ou danação; e o conhecimento sobre o diabetes.

Ao todo realizaram-se sete entrevistas, tendo-se considerado suficiente o número de entrevistados, tanto pelo critério de "exaustão" ou "repetição", em razão de já fornecerem um quadro que começa a se fechar como compreensão do objeto de estudo e a se repetir em relação às informações coletadas. Todas as entrevistas foram realizadas no CSE e orientadas de modo a garantir certo fluxo das narrativas, procurando não interrompê-las seguidamente e estabelecendo um clima coloquial, de modo a aproximá-las de uma conversa.

As entrevistas tiveram uma duração média de duas horas (com 1 hora, a mais curta, e 3 horas e 40 minutos, a mais longa) e foram gravadas, e sua transcrição resultou em 160 páginas.

O material obtido, dos grupos focais e das entrevistas, permitiu-nos produzir um rico quadro de campos problemáticos, saberes e competências com base nos depoimentos sobre a experiência de viver com o diabetes, como apresentado nos capítulos 3, 4 e 5.

Houve uma expressiva consonância de campos problemáticos identificados entre as distintas formas de coleta, embora as entrevistas tenham garantido uma maior riqueza e diversidade de detalhes, mesmo porque foram conduzidas por roteiro produzido com base na análise dos grupos focais.

Cabe apontar que, conforme o referencial teórico-metodológico adotado, dentro do campo conceitual dos campos problemáticos e das competências, o caminho analítico do material difere bastante dos estudos das representações, uma vez que seu objetivo é basicamente cartográfico e não modelar. Vale dizer que não se pretendeu obter como resultado tipologias, modelos ou ideal-tipo de comportamento dos portadores de diabetes ou ainda do modo como compreendem a doença e o cuidado-de-si.

A análise do material foi conduzida de modo a identificar e recortar todas as dificuldades ou problemas do viver e cuidar do diabetes como relatado pelos sujeitos nos grupos focais e nas entrevistas. Isso foi feito pelo reconhecimento individualizado das diversas situações de vida que compõem um problema. Uma segunda análise desse material permitiu-nos identificar problemas afins e, assim, agrupá-los, estruturando os campos problemáticos. Ao mesmo tempo, um mesmo procedimento foi realizado para reconhecer todos os saberes e as competências, porém já imediatamente referidos a um discurso, no qual se localizam um problema e, analiticamente, um campo problemático. Desse modo, o que foi fragmentado dos discursos num primeiro recorte foi recomposto depois pela construção teórico-metodológica dos campos problemáticos e das competências. Esse procedimento contribuiu para que pudéssemos obter uma expressiva diversidade de problemas levantados, o que facilitou um posterior reagrupamento e justaposição desses problemas e competências. Enfim, mediante uma extensa análise e aproximações sucessivas com os diferentes depoimentos, pudemos mapear, no sentido cartográfico do termo, todos os campos problemáticos e as competências (ou os saberes) efetivamente mobilizados diante desses obstáculos à vida. Nesse sentido, o nosso objetivo não consistiu em buscar aquilo que era predominante, mas identificar o conjunto dos campos problemáticos, dos saberes e das competências, ou seja, nosso interesse foi mesmo captar a dispersão dessas dimensões estudadas, conformando um todo que não é síntese, mas a expressão dessa cartografia.

Cabe ainda advertir o leitor que, dada essa orientação teórico-metodológica de reconhecer, a cada campo problemático, os saberes ali mobilizados, pode algumas vezes parecer que alguns saberes são repetidos. Nesse sentido, e para maior clareza da leitura, chamamos a atenção para as sutis diferenças que os diferentes contextos (ou campos) vão imprimir no saber que ali foi mobilizado. Por exemplo, o "saber-fazer o controle glicêmico", "saber-fazer" que irá aparecer em distintos campos, assumirá distintas particularidades em cada um dos campos problemáticos em que foi mobilizado.

O resultado alcançado é expressão de um recorte supraindividual, na medida em que foi resultado de uma análise comparativa de discursos de diferentes indivíduos, mediante um contraste dos planos e núcleos de convergência e divergência em relação ao nosso objeto: os campos problemáticos, os saberes e as competências no autocuidado com o diabetes.

Por fim, numa terceira etapa de nosso estudo, apresentada no último capítulo deste livro, procuramos articular, num mesmo plano analítico, o estudo das competências requeridas e dos obstáculos (identificados pelas especialistas) com aquele produzido pelos depoimentos dos diabéticos e que nos permitiu estruturar os campos problemáticos do viver e cuidar do diabetes e as competências efetivas diretamente relacionadas a cada um desses campos. Desse modo, pudemos caminhar do constructo da doença à experiência de enfermidade, como denominamos o último capítulo.

PARTE 1
EDUCAÇÃO E COMUNICAÇÃO NO AUTOCUIDADO AO DIABETES

1
DA EDUCAÇÃO SANITÁRIA À EMERGÊNCIA DA INTELIGÊNCIA COLETIVA

A Educação e Comunicação em Saúde: desafios contemporâneos

As concepções que têm dominado, tradicionalmente, as práticas de educação em saúde são aquelas em que há uma relação direta e quase mecânica entre conhecimento e comportamento. Desse modo, um comportamento que não corresponda às normas médicas do "bom cuidado" poderia ser alterado racionalmente, com base em informações adequadas a serem fornecidas ao paciente, compondo um corpo de conhecimentos suficiente para o que se deseja: a adesão às normas e prescrições.

De acordo com essa perspectiva, o objeto tradicional da educação em saúde tem sido, em última instância, o de alterar positivamente conhecimentos, esperando que estes alterem de mesmo modo e em mesmo grau as atitudes e os comportamentos (ou práticas) de saúde de indivíduos, grupos e coletividades, como apontam diferentes autores (Dowie et al., 1996; Tones et al., 1991).

Esse papel da educação em saúde passou a ficar mais evidente em decorrência do que tem sido chamado, nos países centrais, de transição epidemiológica. Trata-se de processo que se consolidou nesses países, após a Segunda Guerra Mundial, em razão da predominância das doenças não infecciosas como causas de morte e adoecimento, em detrimento das enfermidades infecciosas (Laurenti, 1990). Terris (1987, p.87-8), referindo-se a essa transição e tomando-a como uma revolução epidemiológica, afirma que "entramos em um novo período da história da saúde pública, no qual a educação em saúde ocupará uma vez mais um lugar central", para fazer frente à "necessidade de educar os indivíduos para que mudem seu comportamento" e, assim, possam prevenir as doenças crônico-degenerativas mais importantes. Foi nesse contexto que a comunicação articulou-se às práticas de educação em saúde, fornecendo um instrumental mais "adequado" para alcançar as desejadas mudanças de comportamento de indivíduos e comunidades (Teixeira, 1997).

Nessa aproximação dos campos da educação e comunicação em saúde, há uma estreita relação entre as bases conceituais que as orientam, respectivamente, a "educação bancária" e o "modelo unilinear de comunicação".

Paulo Freire (1975b, p.66), em sua clássica crítica à educação tradicional, caracteriza a "educação bancária" como aquela prática pedagógica em que o educador, sujeito do processo, transforma os educandos "em recipientes a serem enchidos". Desse modo, "quanto mais vá enchendo os recipientes com seus depósitos, tanto melhor educador será. Quanto mais se deixem docilmente encher, tanto melhores educandos serão".

O modelo de comunicação que se articulou àquela concepção de educação bancária foi fortemente influenciado pelo "behaviorismo". Nessa matriz comunicacional,

> cada indivíduo [...] reage isoladamente às ordens e às sugestões dos meios de comunicação de massa [...] Se as mensagens da propaganda conseguem alcançar indivíduos que constituem a massa, a persuasão é facilmente inoculada. Isto é, se o alvo é atingido, a propaganda obtém o êxito que antecipadamente se estabeleceu. (Wolf, 1994, p.24)

Assim, todo o esforço deve concentrar-se em buscar os meios adequados para alcançar o indivíduo, num evidente "mediacentrismo" dessa forma comunicacional.

Esses são os pressupostos que têm instrumentalizado, hegemonicamente, as práticas dos campos da educação em saúde e também da comunicação em saúde, campos bastante interligados, mas com problemáticas e objetos próprios.

O que de fato marca a história dessas práticas é a desqualificação do outro como portador de autonomia moral e cognitiva. No caso brasileiro, a história da emergência e do desenvolvimento da educação e da comunicação na saúde pública brasileira[1] assumiu certa regularidade na história das práticas de saúde, processo marcado que foi pelo modo como as elites pensaram o Brasil e seus problemas e dirigiram as baterias da educação sanitária[2] para vencer a resistência cultural de seu povo aos projetos de modernização do país.

Essa permanência, de pensamento e ação, só será questionada na história da educação em saúde no Brasil, entre as décadas de 1970 e 1980, sob a influência das críticas de Paulo Freire à invasão cultural (1975a) e sua proposta de uma pedagogia libertadora (1975b).

Se neste período, dos anos 1970 e 1980, sob a influência, especialmente, das obras de Paulo Freire torna-se evidente a crise ética dos modelos vigentes na Educação em Saúde, os anos 1990 questionarão, sobretudo, a validade e efetividade de suas práticas.

Ante os cruciais desafios postos pela epidemia de HIV/aids, avolumaram-se estudos do tipo "conhecimento, atitudes e práticas" de prevenção que apontavam não haver uma correlação direta e positiva entre informação e comportamento (Mann et al., 1993; Castiel, 1996), mesmo que esta não fosse uma constatação nova para aqueles mais próximos das reflexões teóricas produzidas no interior da educação e comunicação em saúde.

---

1 Para uma recuperação histórica das práticas de educação sanitária no Brasil, em diferentes períodos e sob diferentes recortes, ver Costa (1984), Melo (1984), Oshiro (1988), Stotz (1993), Pereira (1993) e Vasconcelos (2001).

2 Usaremos a expressão educação sanitária como utilizada por seus introdutores e ideólogos no país. A "educação sanitária" diferenciou-se da "educação higiênica" (da segunda metade do século XIX) que não se voltou às camadas populares, mas às elites ao preconizar os preceitos de uma moralidade sanitária (Costa, 1984, p.10).

Foram enormes os equívocos cometidos nos primeiros esforços de enfrentamento dessa epidemia ao se tomarem como "alvo" das ações os "grupos de risco". Seus custos técnicos, políticos e sociais foram superiores a seus benefícios (Ayres, 1996). Nesses anos de epidemia, muitas foram as questões enfrentadas e as lições aprendidas nas práticas educativas e de prevenção para o controle da epidemia de HIV/aids. No enfrentamento de uma diversidade de problemas presentes na história dessa epidemia, como a exclusão e o preconceito, avançou-se não só na construção de experiências enriquecedoras do convívio humano e da reafirmação de direitos fundamentais do homem, como também na criação de novas e potentes contribuições teórico-metodológicas, como aquela trazida pela noção de vulnerabilidade (Mann et al., 1993; Ayres, 2002). Essa concepção trouxe contribuições para a educação em saúde na medida em que introduziu a necessidade de reconhecer e enfrentar a desigual capacidade dos indivíduos para lidar com o risco de exposição ao HIV e adotar "mudanças de comportamento".

Embora tenha havido "um desenvolvimento surpreendente de metodologias da educação, de estratégias de aproximação a populações específicas e [...] modalidades (diversas) de intervenção", na prevenção da epidemia de HIV/aids, isso ainda vem se fazendo com os "modelos teóricos e a reflexão conceitual" aderidos "a algumas das premissas deterministas e reducionistas da psicologia behaviorista ou comportamentalista" (Merchán-Hamann, 1999, p.86).

Há de fato um colossal fosso separando os aportes teórico-metodológicos fornecidos pelas áreas da educação e comunicação e as práticas, afeitas a esses campos, realizadas no cotidiano de nossos serviços e instituições de atenção à saúde. Essa distância entre teoria e prática não se restringe à história, mais recente e emblemática, da luta contra o HIV/aids, mas é o que tem caracterizado, nas últimas décadas, as ações de educação e comunicação em saúde voltadas a indivíduos e populações, com destaque ao autocuidado de condições de cronicidade, como o diabetes, tema deste livro.

Todavia, a exemplo da luta contra o HIV/Aids, cabe reconhecer um esforço por introduzir inovações e novas abordagens que, na saúde coletiva, têm se expressado sob diferentes matizes e alimentado nossa utopia sanitária. Muitas dessas produções têm apontado para perspectivas comuns de questões trazidas por diferentes áreas do conhecimento, como é o caso da educação e da comunicação. Nestas últimas, certas produções vêm incorporando diferentes olhares às reflexões e práticas dirigidas ao cuidado de indivíduos ou grupos num esforço por ouvir e compreender aquilo que lhe é estranho, o Outro, ou ainda, naquelas práticas estritamente comunicacionais e dirigidas a impactar coletivos, tem se buscado reconhecer "o lado oculto do receptor, o sujeito" (Souza, 1995).

Evidentemente, podemos identificar, nestas e em outras "novas posturas", a influência de estudos mais amplos conduzidos no campo das ciências sociais[3] (especialmente, na antropologia e na sociologia) em sua interface com a medicina social e a saúde pública.

A psicologia social também tem contribuído com formulações relativas a esse retorno ao sujeito, na interlocução com a antropologia e a sociologia, compondo diferentes abordagens das representações sociais, que assumiram o caráter de uma metanoção. Para Jodelet (apud Sá, 1995, p.32), as representações sociais são "uma forma de conhecimento, socialmente elaborada e partilhada, tendo uma visão prática e concorrendo para a construção de uma realidade comum a um conjunto social", ou seja, são aqueles conhecimentos do senso comum ou de um pensamento prático voltado à interação com o mundo e com os outros. Para aquele que sofre uma doença, será pelas representações sociais que se estabelecerá o próprio sentido de sua experiência, o que, por sua vez, orientará seus comportamentos (Adam & Herzlich, 2001). Porém, não apenas as representações instrumentalizam as práticas, mas estas também são refeitas com a experiência vivida pelo sujeito. A possibilidade de essas questões serem consideradas pela educação em saúde pode contribuir para que esses conhecimentos práticos que compõem as representações possam ser reconhecidos e valorizados, deixando sua prática de apoiar-se, exclusivamente, em saberes técnicos e científicos, abrindo-se à possibilidade de integração desses saberes.

---

3 No capítulo 2 abordaremos algumas destas contribuições no campo de estudo das doenças crônico-degenerativas.

Não só os estudos das representações sociais têm buscado essa aproximação com o sujeito e a experiência dos indivíduos. Observamos essa preocupação até mesmo em produções que, tradicionalmente, recebem um recorte de caráter mais biomédico, como os estudos acerca das doenças crônico-degenerativas. Percebemos também que maior ênfase vem sendo dada à necessidade de envolver o paciente mais ativamente no cuidado e, ainda, reconhecer os conhecimentos específicos que este detém sobre sua própria doença como processo complementar ao conhecimento médico, inclusive por sua importância para o sucesso do controle (Holman & Lorig, 2000). Outros estudos têm reforçado ainda a importância de se levar em conta a visão do paciente no cuidado, na medida em que percebem, num enfoque mais gerencial, que, dessa forma, seria possível obter um alto grau de satisfação deste com a atenção, uma melhor aderência e uma maior continuidade do tratamento (ibidem).

Há também cada vez mais estudos que partem, em geral, da premissa de que "o paciente não é um passivo recipiente da atenção, mas que ele, seus amigos e familiares são também provedores de cuidado" (Nettleton, 1995, p.96), o que significa que essas pessoas leigas podem desenvolver elevado nível de conhecimento e perícia.

Nesse sentido, um grande interesse tem sido dado à possibilidade de aqueles que experimentam a vivência de ser portador de uma doença poderem partilhar essa experiência com os que sofrem o mesmo problema. Esse momento pode ser muito rico ao influenciar mutuamente o modo como tais pessoas lidam, de fato, com suas aflições e sofrimentos. Essa abordagem tem aberto um imenso campo de investigação e intervenção em diferentes direções, dentre as quais aquela feita em torno dos chamados grupos de apoio, autoajuda ou vivência.[4]

Numerosos estudos têm também demonstrado que o suporte reciprocamente partilhado entre familiares, amigos e outras pessoas do círculo de relações – o que denominados apoio social – exerce uma função positiva sobre a manutenção ou recuperação da saúde, seja por um amparo emocional, instrumental ou de aconselhamento. Desde o

---

[4] Para um maior detalhamento a esse respeito, ver Dean (1986).

clássico estudo de Durkheim (2000) sobre o suicídio, de 1897, vem-se confirmando a presença de taxas mais altas de mortalidade por diferentes causas em grupos de indivíduos com menor integração em seu meio social (Valla, 1999; Uchino et al., 1999). Em geral, tal associação mostra-se independente de indicadores sociais, econômicos e de saúde, o que fortalece a tese de que o apoio social protege os indivíduos dos efeitos nocivos de situações estressoras, como uma condição de desemprego (Dressler et al., 1997).

Outras conceituações, como a de redes sociais, vêm sendo objeto de investigações que buscam, dentre uma grande diversidade de objetos, tratar essa temática da influência das relações sociais na saúde de indivíduos e grupos. Trabalhos pioneiros, na década de 1950, já mostravam padrões de relações sociais que não eram facilmente explicáveis pelos núcleos mais tradicionais de afinidade, como a família ampliada e os vínculos de trabalho (Heaney & Israel, 1996). A expansão recente das redes digitais tem trazido novas questões para o estudo de redes sociais. Referências anteriormente valiosas e centrais para a definição de comunidade, como vizinhança, parentesco e solidariedade, começam a mostrar-se limitadas para explicar os fluxos atuais de relações entre indivíduos. Nesse sentido, "o conceito de redes sociais responde a uma compreensão da interação humana de modo mais amplo que o de comunidade" (Costa, 2005, p.246). Um olhar sobre a diversidade de experiências que se estabelecem nessas "redes sociais eletrônicas" revela novas conformações e espaços de sinergia entre pessoas e grupos. Dentre estes, cabe destacar as possibilidades abertas ao partilhar vivências pessoais e saberes sobre saúde-doença-cuidado entre portadores (e/ou seus familiares), eventualmente, profissionais de saúde e especialistas e outros interessados, estabelecendo um novo formato de "grupos de autoajuda" (e "heteroajuda") por meio de listas de discussão, comunidades virtuais etc.

É inegável e expressivo o acesso que hoje dispõem os leigos a respeito de assuntos relativos a doenças, recursos diagnósticos, terapêuticos etc., por meio das redes eletrônicas de comunicação (internet). Essa enorme disponibilidade de informações sobre saúde-doença-cuidado pode influenciar as decisões das pessoas em muitos aspectos, como buscar ou não assistência médica, questionar seu médico ou ouvir a opinião de outro profissional, como mostram pesquisas a esse respeito[5] (Fox et al., 2000; Ziebland, 2004).

Esta é apenas uma das possibilidades que, mais recentemente, têm se aberto na expectativa de que as decisões sobre o tratamento e o cuidado possam ser efetivamente partilhadas entre usuários dos serviços e profissionais de saúde. Abrir um diálogo e partilhar juízos e decisões, enfim, instaurar uma interação de outra modalidade, é um dos desafios colocados aos profissionais de saúde, especialmente ao médico, ante a "crise de confiança" que se estabeleceu em relação à medicina tecnológica, com fortes repercussões nas relações médico-pacientes (Schraiber, 2008).

A par dessa crise de confiança, outros autores reconhecem uma desvalorização da subjetividade e da experiência do paciente, na correlata medida da enorme expansão dos recursos diagnósticos e terapêuticos (Caprara & Rodrigues, 2004). Numa reação a essa escalada "tecnicista", tem havido uma enorme revalorização da relação profissional de saúde-paciente sob diferentes ângulos, com destaque para suas dimensões comunicacionais, pois, como afirma o filósofo Michel Serres (2000, p.141), o

> que busca o doente não é mais, de modo algum, um resultado de laboratório. Isso o laboratório lhe dará sempre. Ele quer outra vez uma relação humana com o médico. Ele quer outra vez uma relação como a que havia em outros tempos, dado que as garantias científicas nós já temos.

---

5 Estudo realizado por meio de entrevistas telefônicas aponta que 55% dos americanos usuários da internet buscam informações médicas ou sobre saúde em seus acessos. Destes, 44% afirmaram ter tido acesso a informações (em seu último acesso) que alteraram suas decisões sobre o tratamento utilizado (Fox et al., 2000).

O saber prático, as competências e a inteligência coletiva: novas possibilidades de articular comunicação e educação em saúde

> *"A inteligência é a coisa mais desperdiçada do mundo."*
>
> (Michel Schiff)

Dentre os instigantes desafios explicitados, nos campos da educação e comunicação em saúde, voltar-nos-emos às possibilidades de (re) valorizar a experiência e o "saber prático" desenvolvido pelo indivíduo (e coletivos) no cuidado-de-si, como um verdadeiro polo de conhecimento e riquezas humanas, tendo como pressuposto ético a essencialidade da presença "viva" do outro – sujeito e comunidades portadoras de necessidades de saúde, na relação com o profissional de saúde.

Ensejar a construção de uma outra modalidade de relação, na qual esse outro seja reconhecido como sujeito também pela potência de seus saberes e competências, desafia-nos – pela dimensão ética, técnica ou epistemológica – a buscar outra modalidade de articulação entre comunicação e educação nas ações de saúde que permita romper a verticalidade assentada na suposta relação entre o que "sabe e ensina" e o que "nada sabe e aprende".

Entre os aportes que podem contribuir para esse percurso teórico-metodológico, encontramos, no novo campo interdisciplinar da inteligência coletiva, ricas possibilidades de explorar as trocas que indivíduos e grupos produzem com base em seus conhecimentos acerca de diversos problemas, entre os quais o de "estar doente". Essa troca melhora os processos mútuos de aprendizagem e a criatividade no reconhecimento de soluções, como elaboração grupal e de coletividades.

Para a comunicação e a educação em saúde, abrem-se inúmeras perspectivas de desenvolvimento, como a que iremos explorar nesta obra, em torno da experiência e de saberes desenvolvidos pelos portadores de diabetes no seu autocuidado e autocontrole. Essa troca pode ainda contribuir com o atual e relevante esforço para o desenvolvimento das estratégias de promoção da saúde, pela importância que as ações de comunicação e educação aí assumem, como também pela possibilidade de novas produções nesses campos contribuírem para que os valores reconhecidos como essenciais pelo próprio movimento da promoção da saúde se efetivem: a solidariedade, a democracia, a cidadania, a participação e a parceria.

Neste momento, interessa-nos responder a duas questões: a que tipo de conhecimento diz respeito esse "saber prático"? E já começando a responder a essa questão, isto é, reconhecendo esse "saber prático" como conhecimento da experiência – essa "inteligência desperdiçada"[6] –, como torná-lo disponível para explorar novas possibilidades de cooperação e compartilhamento desses saberes em distintos espaços sociais e institucionais, entre diferentes agentes e sujeitos?

O saber prático que especialmente nos interessa compreender, nessa perspectiva da valorização do sujeito e de sua experiência é aquele produzido no espaço da vida cotidiana, portanto, saberes que asseguram a reprodução individual e, por sua vez, viabilizam a reprodução na esfera social (Heller, 1994).

Ágnes Heller (1994, p.317), em sua monumental *Sociología da vida cotidiana*, trata especificamente de um saber que não se descola da cotidianidade: o saber cotidiano, que se compõe da "soma de nossos conhecimentos sobre a realidade [e] que utilizamos [...] na vida cotidiana [...] como guia para as ações, temas de conversações etc.". Sua natureza pragmática está determinada por ser um pensamento voltado a resolver os problemas cotidianos e, como tal, não se autonomiza, posto que seu sentido é conexo aos objetivos práticos e problemas vividos.

É, exatamente, dessa orientação prática que trataremos no capítulo 5, quando se examinam as correlações entre campos problemáticos e a produção de saberes imediatamente referidos ao seu enfrentamento ou à sua abordagem, para o que fomos buscar no conceito de competências a possibilidade de recuperar diferentes saberes aí implicados, como o saber-fazer e o saber-ser.

---

6 "A inteligência é a coisa mais desperdiçada do mundo". Com esse excerto Michel Schiff (1993) introduz a ideia de "inteligência desperdiçada" proposta em sua crítica à "pedagogia bancária" e, também, adequada ao campo da educação em saúde.

Como nos advertem Ropé & Tanguy (1997), a noção de "competência" não é nova, mas são expressivas a ampliação e difusão de seu uso recente em diferentes espaços de produção de saberes e práticas e com marcado caráter polissêmico. Talvez seu uso mais comum em nossa língua, tomando o que inventariou o dicionário, seja o de "qualidade de quem é capaz de apreciar e resolver certo assunto, fazer determinada coisa" (Ferreira, 1999), do que podemos depreender a ideia de ação aí presente.

A noção de competência que nos interessa é aquela que está historicamente ancorada "nos conceitos de capacidades e habilidades, constructos herdados das ciências humanas – da psicologia, educação e linguística" (Manfredi, 1998, p.2), com desenvolvimentos mais recentes nas ciências cognitivas. Seu uso, desde os anos 1980, nas esferas da educação e do trabalho tem deslocado, respectivamente, as noções de *saberes* e *qualificação* (Desaulniers, 1997; Ropé & Tanguy, 1997).

As competências podem ser entendidas (e assim o serão neste estudo) como "a capacidade de mobilizar saberes para dominar situações concretas" (Manfredi, 1998, p.11), nas quais se incluem "tanto as habilidades comportamentais (saber ser) quanto os *savoirs-faire* (saber-fazer) ou conhecimentos teóricos" dos indivíduos" (Lévy, 1999, p.178). O "saber-fazer" refere-se aos saberes práticos ou à capacidade de mobilizar saberes (formais, informais, técnicos, teóricos...) adquiridos em diferentes vivências e experiências, em situações concretas da vida (Manfredi, 1998). Já o "saber-ser" diz aqui respeito ao que poderíamos chamar de determinadas habilidades existenciais que correspondem a um conjunto de ações muito particulares, um saber "estar-em-si", tal como trataremos de um "saber-ser" diabético.

Parece haver certo consenso de que esse conceito surge com mais força dentro do debate, empresarial e acadêmico, sobre os desafios da qualificação profissional diante das mudanças tecnológicas e organizacionais no mundo do trabalho. Ao que se associa o progressivo reconhecimento da inadequação do velho modelo *taylorista-fordista* de divisão rígida entre planejamento e execução do trabalho (Boterf, 2003; Ramos, 2002; Markert, 2002). As empresas, perante essa reorganização produtiva,[7] refazem o perfil profissional necessário às suas exigências, diferenciado agora pela "polivalência, multifuncionalidade e a capacidade de cooperar" (Boterf, 2003, p.17) que deve possuir o trabalhador. Seus saberes práticos – "não ligados ao trabalho prescrito ou ao conhecimento formalizado" (Ramos, 2002. p.401) – passam a ser mais valorizados, o que articulado a outros aspectos irá enfraquecer a ideia de qualificação especialmente daquelas dimensões associadas a um modo tradicional de diplomação, bem como das inter-relações estabelecidas entre os conteúdos das atividades e as divisões hierárquicas no trabalho.

Podemos perceber no debate que se faz, atualmente, em torno da aplicação da ideia de competências no trabalho e na vida "uma grande incerteza sobre as suas fundamentações teórico-metodológicas e prático-pedagógicas" (Markert, 2002, p.191) e o dilema daí decorrente: são seus objetivos verdadeiramente emancipatórios ou apenas instrumentais? Essa questão tem preocupado outros autores (Desaulniers, 1997; Ramos, 2003) do campo da sociologia do trabalho e da educação, quanto à posição dos trabalhadores nesse processo. A questão também cabe aos objetivos que orientam esta investigação: buscar modos de orientar o trabalho de educação e comunicação em saúde que possam fortalecer os usuários de nossos serviços como sujeitos de seu projeto de vida, numa perspectiva de seu "enriquecimento". A esse tema voltaremos mais à frente ao explorarmos a potência de sua aplicação aos objetivos deste estudo.

A possibilidade de uso da noção de competência, em nosso estudo, foi incitada por sua utilização no campo interdisciplinar da inteligência coletiva, em especial no quadro conceitual que embasa a formulação de uma ferramenta de gestão do conhecimento ou gerenciamento de competências, denominada "Árvores de conhecimentos®" (AdC).[8]

---

7 "Não há dúvida de que o processo de reestruturação produtiva é consequência da competição aguda nos mercados internacionais e das dificuldades de manter ou aumentar os lucros, objetivando atender os interesses dos acionistas" (Markert, 2002, p.79).

8 "As árvores de conhecimentos", ou árvores de competências, são uma marca registrada da Trivium S. A., cuja versão mais atualizada é o programa SEE-K®.

Esse instrumento foi concebido no interior de uma missão coordenada por Michel Serres, sob encomenda do governo francês, que tinha como objetivo combater a exclusão social e a evasão escolar na França (Moura, 2003). Para tal, buscaram desenvolver recursos que permitissem o reconhecimento de competências, especialmente daquelas que ficam à margem do mercado de trabalho por não possuírem uma titulação formal. Não é de se estranhar que essa tecnologia tenha sido desenvolvida num contexto de reforma geral da educação na França, quando, dentre outras medidas, buscou-se transformar o "ensino centrado nos saberes disciplinares" em um outro "definido pela produção das competências verificáveis em situações e tarefas específicas [...]" (Tanguy, 1997, p.36).

Esse processo se dá num momento em que há uma ampla consideração da importância que o conhecimento passa a ter na sociedade e de que sua transmissão já não é monopólio da escola. A essas características tem se associado a percepção de transformações no mundo do trabalho e da economia – com o surgimento nesses setores, respectivamente, de um "movimento da gestão do conhecimento" e uma "economia do conhecimento ou do imaterial" – que levaram diferentes autores a reconhecer a conformação, contemporânea, de uma "sociedade do conhecimento" (Lévy & Authier, 2000), "sociedade pedagógica" (Serres, 2000) ou "sociedade da informação" (Castells, 2003).

Essas denominações para a sociedade atual e as questões aí abertas têm alimentado um forte debate em torno do possível esgotamento do projeto de um devir emancipatório diante do crescimento de uma racionalidade instrumental em tempos de pós-modernidade.[9] Ainda que fuja de nossos propósitos tratar desse tema, cabe-nos ao menos propugnar pela necessidade de vencer a paralisia determinada pela leitura de nosso tempo como a "era da incerteza", em decorrência de uma sensação de incapacidade "de prever, resistir ou entender o rumo que

---

9 "[...] o termo pós-moderno remete a variado plano de posturas que envolvem desde filosofias hermenêuticas, experiências estéticas, projetos arquitetônicos, até certos modismos da indústria cultural [...]" (Casullo, 1993, p.17).

as coisas tomam"[10] (Sevcenko, 2001, p.17). Essa percepção é também provocada pelo fenômeno da "compressão espaço-temporal" (Harvey, 1993), característica marcante da cultura contemporânea, em que a fragmentação e a globalização da produção econômica engendram dois fenômenos contrários e simultâneos: de um lado, a fragmentação e dispersão espaciais e temporais, e, de outro, sob os efeitos das tecnologias da informação, a compressão do espaço – tudo se passa aqui, sem distâncias, diferenças nem fronteiras – e a compressão do tempo – tudo se passa agora, sem passado e sem futuro" (Chauí, 2003, p.10).

Tomar, no entanto, a "incerteza" como definição desse momento expressaria, segundo Chauí (2003, p.10), de um lado, a "aceitação da destruição econômico-social de todos os referenciais de espaço e de tempo" e, de outro, a insegurança suscitada pelo medo, pela submissão ao instituído e recusa de crítica.

Buscando superar o desânimo e renovar nossas utopias, Guattari (1990) nos provoca ético-estética e politicamente a pensar sobre a potencialidade do humano e da recomposição de nossos "ambientes" sob três "ecologias": ambiental, social e mental (das subjetividades individuais e coletivas), o que se coloca como forma de reestruturar nossas práticas sociais e individuais ante as múltiplas agressões perpetradas sobre o ambiente global, a vida em relação e a produção de subjetividades. Nesse movimento articulado, de múltiplas faces, dessas ecologias – uma ecosofia, Guattari (1990, p.54) não propõe nenhuma espécie de "recolhimento na interioridade, nem uma simples renovação das antigas formas de 'militantismo'", mas sim a possibilidade de dar "lugar a instâncias e dispositivos ao mesmo tempo analíticos e produtores de subjetividades [...] tanto individual quanto coletiva".

É nessa perspectiva integrada, múltipla e complexa da ecosofia que Lévy (1994) constrói sua hipótese da atual "ocupação" pelo homem de um território novo – o "Espaço do saber". Lugar a ser povoado,

---

10 Sevcenko (2001) coloca o momento em que vivemos hoje no loop da montanha-russa. A analogia faz sentido tanto pela sensação de um "clímax da aceleração" que experimentamos quanto pela entrega ao inevitável que provoca (nos segundos precedentes à entrada no loop) em quem a experimenta.

num futuro *noolítico*,[11] por "coletivos inteligentes" que seriam incitados a "reinventar o laço social em torno do aprendizado recíproco, da sinergia, das competências, da imaginação e da inteligência coletiva" (ibidem, p.26), com potência para a expressão de alteridades e a promoção de uma heterogênese.[12] Trata-se essencialmente de um espaço de transformação das relações, de aparecimento de uma outra qualidade de ser, num processo de articulação das subjetivações individuais e coletivas.

Essa perspectiva poderá ser aberta se entendermos que em nossa "sociedade do conhecimento" é impossível que um indivíduo sozinho domine todo o saber e disponha de todas as competências, o que aponta e reforça a necessidade de cooperação e compartilhamento de conhecimentos entre as pessoas e valorização do saber de cada um. Ou seja, "ninguém sabe tudo, todos sabem alguma coisa, todo o saber está na humanidade" (ibidem, p.29).

A positividade ética desse axioma está no reconhecimento do outro como alguém que sabe, que adquiriu no decorrer de sua vida competências, conhecimentos e saberes, na medida em que não há atividade, relação e comunicação humana que não produzam um aprendizado (ibidem). Esse conhecimento e essa competência decorrem de uma vida de experiências produzidas no esforço contínuo de enfrentar problemas e lidar com dificuldades de distintas esferas do cotidiano, como o cuidado-de-si e dos outros, saberes que aqui valorizamos e tratamos como objeto de investigação.

Essa inteligência presente em todos e "distribuída por toda parte", esta "inteligência coletiva" deve ser compreendida não como uma fusão de inteligências individuais num "magma comunitário", mas como a valorização e a reativação mútuas das singularidades

---

11 Para Lévy (1994), o noolítico representaria a idade do espírito e da pedra (não de sílex, mas de silício dos microprocessadores), por referência aos outros espaços e tempos antropológicos (paleolítico – espaço nômade da terra, neolítico – espaço do território, revolução industrial – espaço das mercadorias).

12 Por heterogênese, Guattari (1990, p.55) entende um "processo contínuo de ressingularização, condição em que os indivíduos tornam-se a um só tempo solidários e cada vez mais diferentes.

e a possibilidade de disponibilizá-las em tempo real, compondo o segundo eixo do projeto de futuro de Lévy (1994), complementar ao da "renovação do laço social".

Podemos depreender dessa conceituação que a noção de inteligência coletiva não é exclusivamente cognitiva, mas busca construir novas possibilidades de entendimento e cooperação com o outro, daí a importância que Lévy atribui às dimensões éticas e estéticas tanto quanto àquelas tecnológicas e organizacionais desse conceito e projeto.

Para os objetivos de nosso estudo, um problema permanece: como identificar em sua diversidade e disponibilizar esses saberes e essas competências dispersos em indivíduos e coletivos, dado que esses saberes não são normalmente valorizados, nem mesmo reconhecidos pelos meios socialmente instituídos para habilitar e validar conhecimentos?

Essa questão compõe uma das frentes de interesse e investigação para a interdisciplinar área da inteligência coletiva: a cartografia das competências e dos saberes num coletivo mediante o uso de tecnologias de comunicação em rede. O uso das tecnologias digitais de informação não só torna possível trabalhar além de certo limite quantitativo de indivíduos (com suas competências e saberes), como permite o processamento e a disposição das informações em tempo real, e até mesmo sua utilização como tecnologia de comunicação.

Examinemos algumas características da ferramenta desenvolvida com essa finalidade, de tornar visíveis as competências e os saberes, e que já comentamos anteriormente, as "Árvore de conhecimentos" (AdC). Trata-se de *software* idealizado por Pierre Lévy e Michel Authier (2000), em 1992, como "um dispositivo informatizado em rede que tende a acompanhar, a integrar e a colocar em sinergia, de forma positiva", os seguintes processos:

> aprendizagens permanentes e personalizadas através de navegação; orientação [...] em um espaço do saber flutuante e destotalizado; aprendizagens cooperativas; inteligência coletiva no centro de comunidades virtuais; desregulamentação parcial dos modos de reconhecimento dos saberes; gerenciamento dinâmico das competências em tempo real [...] (Lévy, 1999, p.177)

As AdC, como "método informatizado para o gerenciamento global das competências nos estabelecimentos de ensino, empresas, bolsas de emprego, coletividades locais e associações", permitem que "cada membro de uma comunidade [possa] fazer com que toda a diversidade de suas competências seja reconhecida [...]" (Lévy, 1999, p.177). A entrada na AdC de uma lista de informações (ou competências) de cada indivíduo de uma comunidade terá, como expressão de síntese do conjunto dos dados, uma forma arborescente, como no exemplo a seguir.

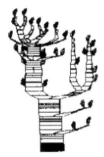

Essa forma deve-se à representação das proximidades e distâncias entre todas as informações, nas quais os pontos de divergência apresentam-se como bifurcações, expressas como "galhos" da árvore (Costa, 2002). O tronco da AdC contém aquelas competências básicas presentes em parcela expressiva dos indivíduos de uma comunidade, enquanto os galhos, geralmente, apresentam competências presentes em distintas listas individuais; e as folhas, aqueles saberes menos comuns em certa comunidade. A AdC pode ser alimentada continuamente por novas aquisições de competências de indivíduos, com isso a "árvore" de uma comunidade cresce e se modifica com as transformações deste coletivo.

O tipo de mediação que esse dispositivo torna possível, ao estabelecer um mapa dinâmico das competências (um cinemapa) de indivíduos e o conhecimento coletivo de sua comunidade, pode permitir formas inteiramente novas de cooperação e apoio mútuos numa comunidade ao valorizar e disponibilizar aquela inteligência que, usualmente, é ignorada e desperdiçada.

Para a área da saúde é possível vislumbrar diversas aplicações. O que nos parece bastante promissor é a possibilidade de caminharmos das atuais práticas de educação centradas no reconhecimento de um único polo emissor de conhecimentos (técnico-científicos) para outra prática em que haveria múltiplos e singulares sujeitos com seus saberes e suas competências, de distintas naturezas, disponíveis para serem partilhados, conformando uma efetiva articulação da comunicação à educação em saúde. Essa interface seria capaz de promover a passagem, a transição de uma "comunidade mediada" para uma "comunidade automediante", já que viabiliza uma cogestão da comunicação, das relações e das trocas entre as pessoas; promove uma auto-organização do coletivo, sem deixar de evidenciar o valor e a potência das manifestações singulares.

Por fim, voltando à incerteza que ainda marca o debate, no campo da sociologia do trabalho e da educação, em torno do uso da noção de competências e de seu potencial caráter instrumental ou de emancipação para os trabalhadores, queremos arriscar uma posição mais otimista para o nosso campo de aplicação. Nossa atitude está, principalmente, inscrita na real possibilidade de reconhecer, valorizar, disponibilizar e partilhar saberes e competências, verdadeiras riquezas humanas, inteligências individuais e coletivas, usualmente ignoradas, desvalorizadas e desperdiçadas. Diversamente de um cálculo, trata-se de uma aposta ética na possibilidade de operarmos noutra perspectiva e adotar uma nova identidade para cada sujeito e comunidade fortalecida pela riqueza de seus saberes.

Neste livro, o que apresentamos no capítulo 5 refere-se a uma primeira aproximação com esta problemática, reconhecer as competências desenvolvidas por portadores de diabetes no cotidiano de cuidado-de-si. Esse percurso se fez necessário para empreendermos a construção de um instrumental metodológico que vem nos permitindo explorar, mais recentemente, o uso das AdC para a produção de um cartografia mais ampla das competências disponíveis nessa comunidade.

2
A EDUCAÇÃO PARA O AUTOCUIDADO NO DIABETES: DA OBEDIÊNCIA AO "EMPODERAMENTO" DO PORTADOR

> *"Porque eu sei o que precisa fazer e, às vezes, a gente... deixa de fazer, né? Porque eu estou informada do que eu tenho que fazer. Do que eu tenho que evitar para ter uma vida melhor. Do que eu tenho que fazer para minha 'diabetes não aumentar'. E, às vezes, eu abuso! Não sei se é na hora da raiva... na hora do nervoso... Aí, você já procura tudo que tem... que não pode comer e você vai comer!"*
>
> *(Maria)*

Esse interessante excerto, trecho do depoimento de uma das participantes de nosso estudo, é uma clara e explícita expressão da distância que separa o saber e o fazer no cuidado com o diabetes. A literatura internacional voltada à educação para o autocuidado e autocontrole do diabetes, no entanto, só na década de 1990 passa a destacar com mais ênfase que apenas a informação que foi transmitida ao indivíduo não é suficiente para predizer a efetiva prática de autocuidado adotada. Em outros termos, podemos dizer que, embora o conhecimento seja um pré-requisito, de modo nenhum é garantia da realização pelo paciente de um cuidado que resulte em controle glicêmico estrito (Bloomgarden,

1987; Snoek, 2002). Desse modo, não deixa de ser exemplar a esse respeito que o periódico da Associação Europeia de Comunicação em Saúde (EACH) - *Patient Education and Counseling* - tenha destacado essa questão no editorial de seu número especial dedicado à educação para o diabetes, com o título: "Improving self-management in patients with diabetes: knowledge is not enough" ["Aprimorando o autocuidado em pacientes com diabetes: o conhecimento não é suficiente"] (Herbert & Visser, 1996).

Essa introdutória observação nos chama a atenção para o hiato que separa o desenvolvimento teórico-metodológico nos campos da educação e comunicação e as abordagens ainda adotadas nas práticas profissionais de "educação para o diabetes". Ainda é predominante o caráter prescritivo e centrado na transmissão de informações visando à "mudança de comportamento" nas estratégias de educação utilizadas no cotidiano de nossos serviços.

Se, na prática dos serviços, é dominante a adoção de um modelo de educação "bancária" e, assim, faz decorrer uma comunicação "unidirecional", cabe-nos perguntar: qual tem sido o movimento de inovação e superação desses modelos tradicionais nesse particular espaço da produção de conhecimento na educação para o controle no diabetes? Terão as novas propostas potencial para apoiar outra ordem de relação entre profissionais de saúde e portadores de diabetes? Nessas propostas, tem sido possível que os portadores partilhem suas experiências, suas vivências e seus saberes no encontro que se dá nos serviços? Essas práticas de compartilhamento de saberes têm se efetivado em outros espaços sociais em que os próprios pacientes possam fazê-lo com outros sujeitos? Enfim, há caminhos que apontem outras formas de interação que estejam permitindo o desenvolvimento de competências e atitudes adequadas para o controle da doença e o cuidado-de-si?

Neste capitulo, abordaremos essas questões, dialogando com a literatura internacional publicada, especialmente, nas duas últimas décadas, com foco nas principais tendências nesse campo da educação para o autocuidado e autocontrole no diabetes. Dado o caráter modelar que o estudo do autocuidado no diabetes assume, para examinarmos diferentes dimensões da educação e comunicação em saúde, a aproximação que empreendemos em torno da produção de conhecimento nessa temática pode também ser útil para captar uma dinâmica mais geral das dificuldades enfrentadas e das inovações que se têm buscado aplicar a outras doenças crônicas.

A complexidade da atenção ao diabetes e os limites da Medicina

Ante as evidências atualmente disponíveis na literatura, há quase uma unanimidade em torno do reconhecimento da relação direta entre a exposição prolongada a níveis elevados de glicemia e as complicações crônicas do diabetes – as microvasculares (retinopatia, nefropatia, neuropatia) e as macrovasculares –, bem como do papel que o controle da glicemia – o mais próximo dos níveis normais – tem na possível prevenção ou em retardar o desenvolvimento dessas complicações (The DCCT Research Group, 1993; UK Prospective Diabetes Study Group, 1998).

A crença de que quanto melhor o controle da glicemia, menor o risco das complicações, associada à disponibilidade de instrumentos para o monitoramento domiciliar da glicemia e de novos recursos terapêuticos, levou a uma ênfase clínica num controle estrito dos níveis glicêmicos (Olefsky, 2001), ou seja, o mais próximo possível da normoglicemia. Isso tem conduzido os profissionais de saúde, especialmente os médicos, a orientarem sua prática clínica, na atenção ao diabetes, predominantemente dirigida a esse controle glicêmico. Todavia, em que pesem as evidências expostas, quanto à relação positiva entre o melhor controle da glicemia e o menor risco de complicações, inúmeros estudos, inclusive de orientação mais clínica, têm apontado a enorme dificuldade de se alcançar um controle rigoroso da glicemia no cotidiano de cuidado (Wolpert & Anderson, 2001; Frewer et al., 2001). Problema este que é, muitas vezes, entendido pelos profissionais de saúde, e até mesmo pesquisadores, como uma desobediência à prescrição e às recomendações médicas por parte do paciente ou, em outros termos, uma não observância do que lhe foi prescrito (Estupinán &

Anderson, 1999). Outras vezes, esse não cumprimento é tomado como incompetência e irresponsabilidade do paciente (Roter et al., 2001). Trata-se da tradicional perspectiva da obediência ao médico,[1] definida como: "a medida do grau de concordância entre a recomendação médica e o comportamento adotado pelo paciente quanto à tomada da medicação, adoção da dieta ou realização das mudanças de estilo de vida" (Vermeire et al., 2001, p.332).

Na crítica, cada vez mais frequente, a essa noção de obediência ao médico, tem-se buscado apontar seu caráter negativo, especialmente pela conotação que expressa de submissão do paciente aos objetivos definidos por critérios exclusivamente clínicos e às ordens do médico, ante a complexidade de dimensões envolvidas no cuidado de enfermidades crônicas, que exigem um intenso envolvimento do portador na realização de seu controle. Em síntese, podemos dizer que o grande ausente dessa ótica é um participante essencial: o outro relativamente ao saber médico, isto é, a perspectiva e experiência daquele que vive a doença (Lutfey & Wishner, 1999; Vermeire et al., 2001). Essa apartação do outro favorece que os profissionais estabeleçam um julgamento moral sobre o não obediente (*non-compliant*), então rotulado como paciente difícil ou inadequado.[2]

Por todos esses aspectos, nos últimos quinze anos, tem-se proposto o abandono definitivo do emprego dessa noção de obediência ao médico (*compliance*), o que não será fácil dado o seu amplo uso na medicina, como bem expressa o volume de artigos anualmente publicados a

---

[1] Adotamos aqui o termo obediência ao médico por melhor representar o sentido negativo dominante da palavra *compliance* em inglês – submeter-se a um outro –, ainda que muitos autores em língua portuguesa a traduzam como adesão. Este termo impede melhor distingui-la de aderência (*adherence*) que em nosso vernáculo tem sentido muito próximo ou semelhante. Se verificarmos a derivação de sentido de seus usos, teremos o que segue: a aderência como o "apego ou adesão a uma ideia... etc." e a adesão como "aprovação, aceitação ou admiração por (alguma coisa)" (Houaiss, 2005, p.81-2).

[2] Nos serviços de saúde, no Brasil, percebemos o uso de certas expressões pejorativas, de caráter regional, para fazer referência a esses pacientes, como no interior do Estado de São Paulo: "tigre", "tigrão" etc.

esse respeito.[3] Alternativamente, ainda que com certa proximidade, recomenda-se a concepção de aderência (ao tratamento), na expectativa de que esse conceito possa deslocar a forte dominância da ideia de obediência no vocabulário médico-terapêutico (Lutfey & Wishner, 1999; Wishner & Lutfey, 2000; Vermeire et al., 2001). Esse esforço marca uma diferença, ainda que sutil, dentro do gradiente de poder e autonomia presente na relação profissional-paciente ao buscar reduzir a expressão do poder médico e de submissão do paciente, deslocando-se da "obediência ao" (médico) para "aceitação do" (tratamento). Essa recomendação, obviamente, tem sido criticada por aqueles que entendem que também a noção de aderência (*adherence*) continuaria reforçando o papel do comportamento do paciente, a exemplo do modelo médico tradicional orientado para a obediência ao médico (*compliance*) (Glasgow & Anderson, 1999), como se fora a única questão envolvida nesse complexo, dinâmico e multidimensional processo.

À medida que a "educação para o autocontrole do diabetes" foi sendo reconhecida, nas últimas décadas, como essencial para que os portadores pudessem alcançar resultados positivos no seu cuidado, aumentou o interesse e a preocupação em torno das possíveis relações entre o conhecimento que o paciente detém, suas práticas de controle e o resultado aí alcançado, aferido mediante diferentes parâmetros laboratoriais (como glicemia e hemoglobina glicada). Muitas pesquisas buscaram investigar as referidas relações entre aquelas esferas (conhecimento, práticas de controle e resultados). Analisadas, em revisões sistemáticas e metanálises, mostraram sérios problemas metodológicos (tanto nos instrumentos utilizados quanto na interpretação dos resultados), especialmente aquelas pesquisas que buscaram uma linear e direta articulação entre aquelas dimensões (Coates & Boore, 1996). Nas últimas décadas, 70% do que foi publicado sobre educação e diabetes restringiu-se à aplicação de pré e pós-testes de aferição de

---

3 Lutfey & Wishner (1999) referem mais de 11.000 artigos publicados em língua inglesa sobre obediência (*compliance*) e aderência ao tratamento (*treatment adherence*) até 1999, dos quais 700 só em 1994. A aderência ao tratamento (*treatment adherence*) foi incluída nesse levantamento pela proximidade que acaba assumindo com o termo adesão (*compliance*) dado por esta vinculação ao termo "tratamento".

conhecimento em um grupo de pacientes (Brown, 1999), o que bem reforça a comentada fragilidade do que foi produzido, mas, sobretudo, expõe a concepção subjacente a esses estudos: o problema da não aderência ou do não autocontrole dever-se-ia à falta de conhecimentos ou ignorância do paciente a respeito das medidas necessárias para alcançar o "bom controle glicêmico" e se beneficiar de um menor risco de desenvolver complicações. Em síntese, trata-se de pesquisas que buscaram aferir os resultados obtidos com "depósitos" de conteúdos efetuados sobre os pacientes em relação ao "estoque"[4] que dispunham prévia e posteriormente à intervenção educacional realizada.

Quando estudos mais bem estruturados buscaram verificar se a orientação fornecida pelos profissionais redundava num efetivo controle, demonstrou-se que intervenções que ampliaram o conhecimento dos pacientes sobre a doença e seu cuidado não produziram resultados nos parâmetros glicêmicos, chamando a atenção para a complexidade da articulação saber e práticas de cuidado (Bloomgarden et al., 1987; Coates & Boore, 1996).

Reconhecer esses problemas não significa desconsiderar o valor dos conhecimentos técnico-científicos disponíveis e a possibilidade de os profissionais partilharem os saberes que têm com seus pacientes, para que estes, perante seus problemas e necessidades, possam realizar suas escolhas e decisões informadas, mas apontar a insuficiência e fragilidade daquele recorte para apreender essa totalidade. Mesmo porque esse conhecimento entregue pelo médico ao seu paciente nunca será "experiência feita" pelo próprio portador, mas saber de "experiência transmitida", que os pacientes devem receber tranquilamente, memorizar e repetir (Freire, 1975b, p.68). Como já comentado sobre a noção de aderência, também nessa "educação para o controle do diabetes" o grande ausente é o paciente, aquele que vive o problema e é o verdadeiro sujeito de sua experiência.

O conhecimento produzido, nessas perspectivas da obediência/aderência e das relações mais lineares saber/prática, não tem sido

---

4 Os termos "depósito" e "estoque" são tomados da concepção crítica de "educação bancária" de Paulo Freire (1975b).

suficiente para vencer a percepção de fracasso experimentada por profissionais e pacientes diante dos limitados resultados alcançados e das dificuldades já expostas, além das preocupantes repercussões éticas das abordagens por elas orientadas, com a desvalorização dos sujeitos e de seus conhecimentos.

No entanto, mesmo que um número expressivo de estudos ainda se volte àquelas questões, tem sido possível verificar uma reorientação mais recente nessa área. É crescente o esforço por valorizar e reconhecer a experiência do próprio indivíduo e suas concepções em torno do diabetes para uma melhor aproximação e mais ampla compreensão da riqueza e sutileza das questões envolvidas no autocuidado e autocontrole. Diante desses desafios, muitos pesquisadores têm buscado recursos metodológicos que lhes permitam melhor captar as nuanças e singularidades daqueles sujeitos e, assim, compreender os discursos produzidos. Esses novos ensaios têm-se construído com a incorporação de diferentes modalidades de pesquisa qualitativa e uma aproximação com diferentes disciplinas das ciências sociais, dado o propósito de conhecer o indivíduo e a experiência que desenvolve como sujeito nessa condição de portador.

Se, de um lado, esse voltar-se ao outro, no processo educacional, deve-se às contribuições das pedagogias críticas, como as de Paulo Freire, de outro, essa aproximação que valoriza a perspectiva subjetiva do paciente é fruto de importantes contribuições da antropologia e da sociologia da saúde nos estudos sobre as doenças crônicas, de um modo geral, e sobre o diabetes, em particular.

As doenças crônicas: da biomedicina às ciências sociais

Quando sofremos um agravo agudo à saúde, mesmo que um simples resfriado ou uma gripe, experimentamos um mal-estar físico e mental, ainda que de curta duração, que nos obriga, muitas vezes, a interromper parte de nossas atividades ou a deixar de trabalhar alguns dias, e esperamos daqueles mais próximos sua compreensão e afeto. A breve vivência de uma gripe, que todos já experimentamos, contrasta com aquela de uma doença crônica que, por definição, expressa uma condição de longa duração ou permanente na vida de uma pessoa e, portanto, com repercussões distintas (Nettleton, 1995).

Um fenômeno já estudado, tanto pelas ciências sociais quanto pela psicologia, é o impacto provocado no curso da vida quando da instalação de uma doença crônica, momento em que pode haver uma "ruptura da biografia do indivíduo" (Bury, 1982), ou seja, do "modo como andava sua vida" até ali (Canguilhem, 1990). A manifestação da doença crônica na vida social pode ser examinada, ao menos, sob duas perspectivas: de suas consequências no cotidiano e de seu significado para o portador, a sociedade e para as inter-relações entre estes (Bury, 1991). Cabe ainda agregar a possibilidade de reconhecer o pluralismo cultural de expressão do fenômeno saúde-doença-cuidado em distintas configurações sociais (Laplantine, 1991).

As transformações do dia a dia dos portadores de uma enfermidade crônica ultrapassam aquelas dimensões mais diretamente referidas aos incômodos relacionados aos seus sintomas e às sensações corporais. Assim, para alguns indivíduos, por exemplo, o que causa preocupação é a falta de sintomas, expresso como "um diabetes silencioso", como veremos nos capítulos 4, 5 e 6, cujas complicações chegam sem avisar. Se a "saúde é a vida no silêncio dos órgãos", como exposto por Leriche (apud Canguilhem, 1990, p.67), a revelação da hiperglicemia pelo médico, mesmo sem sua manifestação no corpo, transforma "o diabetes silencioso" em desconforto para o paciente, aproximando-se da própria ideia de doença: "aquilo que perturba os homens no exercício normal de sua vida" (ibidem).

A manifestação de uma doença crônica será também percebida, como no diabetes, pelo ônus decorrente do controle da doença que será requerido e que cabe ao portador da doença realizar. Embora os profissionais prescrevam as medicações, recomendem e orientem as medidas de cuidado ao paciente, caberá a este organizá-las no seu cotidiano de vida. Isso exigirá um enorme esforço de adaptação: lidar com as recomendações no seu dia a dia já estruturado, por hábitos estabelecidos em sua vida de relações familiares e sociais. Nessa situação, o portador da doença irá se defrontar com problemas novos que vão requerer o desenvolvimento de competências para lidar com uma ampla gama de atividades previstas pelo saber médico, como medicação, dieta, monitoramento da glicemia capilar, exercícios físicos e cuidados dos pés, e outras tantas não previstas por esse saber clínico, sobretudo diante de eventuais situações adversas para tal controle, dado o contexto sociocultural em que se insere o portador.

Embora, em geral, conhecendo (e mesmo temendo) as complicações crônicas do diabetes, uma parte significativa dos pacientes terá enormes dificuldades em seguir essas recomendações médicas de autocuidado e autocontrole ante seus hábitos, suas escolhas e prioridades já instituídas na vida. Não é incomum que o paciente expresse vergonha ou culpa diante de sua doença e da dificuldade de realizar o cuidado, especialmente para uma condição que exige tantas mudanças no "estilo de vida". Para o campo de estudo das "representações sociais", as práticas de cuidado adotadas pelo indivíduo seriam expressão dos significados produzidos sobre sua identidade e autoestima, de sua própria ideia sobre seu estado de saúde e sua doença em sua manifestação individual, ainda que enraizadas no social e no cultural, como uma "rede semântica" sobre o adoecer e ser saudável (Adam & Herzlich, 2001, p.74). O quadro explicativo das "representações" tem oferecido um aporte teórico-metodológico que permitiu ampliar a compreensão de muitas dimensões desse processo de configuração de sentidos e conformação dessa rede de significações, na qual o indivíduo se reconhecerá como portador de uma doença crônica. Como tal, o campo das "representações sociais" é um importante avanço no modo de abordar a questão do conhecimento por referência às abordagens dominantes na medicina, tratadas no tópico anterior.

As limitações da biomedicina são mais evidentes, diante da necessidade de apreender a complexidade do adoecer e viver com uma doença crônica, dada algumas de suas características, como: o dualismo corpomente da medicina; a visão mecanicista do corpo humano; a excessiva valorização do "instrumental tecnológico", a concepção de doença centrada em sua expressão biológica, negligenciando-se sua dimensão social e psicológica ("biologicismo"); e, finalmente, a acentuação desse reducionismo com a dominância da unicausalidade como lógica de explicação etiológica da doença (Nettleton, 1995). Na concepção de doença (*disease*)[5] "tal como é cientificamente observada e objetivada" pela biomedicina, não cabe a representação da doença elaborada a partir da vivência subjetivamente experimentada pelos indivíduos (*illness*), e o esforço dessa prática (bio)médica é o de reduzir esta última (*illness*) àquela primeira (*disease*). É exatamente "no espaço desta inadequação que se instalam a interpretação psico e sociomédicas da doença" (Laplantine, 1991, p.17). Curiosamente, esse campo de tensão é o espaço também da clínica ("lugar" do encontro entre o médico, o provedor de cuidado e o paciente, aquele que sofre), pois é ela "(a clínica) que coloca o médico em contato com indivíduos completos e concretos e não com seus órgãos e funções" (Canguilhem, 1990, p.65).

Como bem adverte Bury (1991), não apenas a biomedicina é inadequada para reconhecer a multidimensionalidade e complexidade desse universo, a que nos referimos há pouco, como também outras abordagens, inclusive do campo das ciências sociais, que se apeguem a modelos explicativos mais restritos e desconsiderem a diversidade e riqueza das experiências individuais no enfrentamento desses problemas.

Essas são apenas algumas das complexas questões relacionadas ao impacto de uma doença crônica, como o diabetes, sobre o viver cotidiano e as dificuldades relacionadas ao seu cuidado e os limites que distintos enfoques enfrentam para captá-las em sua essência.

A educação e comunicação para o autocuidado no diabetes: novas questões

Dentre uma diversidade de movimentos mais recentes que buscam enfrentar as limitações do modelo biomédico de atenção, destacamos aqui um dos que têm alcançado grande difusão na literatura internacional, especialmente na anglo-saxônica: a "atenção centrada no paciente".

---

5 Como indicamos no texto, há diferentes significados para as palavras, em inglês, *illness* e *disease*, enquanto em nossa língua a palavra doença comporta os dois sentidos.

Dentro do gradiente de possibilidades de enfoque que vai do profissional de saúde (do médico) ao paciente, no qual o modelo anterior nitidamente se orienta para o polo "paciente", há outras aproximações com esses objetos, numa perspectiva transversal de compreensão dessas relações, que poderíamos genericamente chamar de "centradas no encontro". Dentre estas últimas, podemos citar algumas abordagens bastante promissoras e mais próximas, inclusive, da orientação que buscamos imprimir nesta investigação, tais como: a "clínica ampliada" (Campos, 2003), o "acolhimento como rede de conversações" (Teixeira, 2003) e a "medicina baseada em narrativas" (Launer, 2002). Todavia, fugirá de nosso objetivo tratá-las aqui na medida em que optamos por examinar a "atenção centrada no paciente" pela ênfase com que é tematizada nesse campo da "educação para o autocuidado no diabetes".

Na genérica denominação "atenção centrada no paciente", há uma diversidade de proposições de reorientação da prática de atenção – especialmente médica – que, sob a influência de outros campos do conhecimento, destacadamente da psicologia e das ciências sociais,[6] têm como elemento comum a percepção das limitações do modelo médico tradicional. Na "atenção centrada no paciente", podemos identificar uma ampla gama de concepções e formulações, desde as produções de Balint (1988), nos anos 1950, que propunha "compreender o paciente em sua unidade como ser humano", às mais recentes e mais amplas. Estas últimas, de um modo geral, acrescentam à proposição de Balint: uma abordagem biopsicossocial do problema do paciente, com a valorização da experiência deste e buscando estabelecer uma relação profissional-paciente que partilhe juízos e responsabilidades com maior autonomia do paciente, de modo a construir uma aliança médico-paciente em torno do tratamento (Bower & Mead, 2000).

No âmbito da atenção ao portador de diabetes, esse enfoque tem estimulado profissionais e pesquisadores aí envolvidos a buscarem novas bases para o trabalho de atenção e educação para o autocuidado e autocontrole.

---

6 Dentro das ciências sociais, destacam-se a antropologia da saúde (e antropologia médica) e a sociologia da doença e da medicina.

Nessa perspectiva, Wolpert & Anderson (2001) reconhecem que o estrito controle da glicemia, tomado como objetivo principal do cuidado, acaba por transmitir ao paciente a ideia, ainda que não explícita, de que o bom controle do diabetes é aquele em que se abre mão da flexibilidade e da possibilidade de efetuar escolhas no cuidado. O que significa deixar a vida ser controlada pela doença, o diabetes. Isso porque o foco do cuidado e consequentemente da vida estará organizado em torno de uma rotina de aferição dos níveis glicêmicos, das doses e tomadas de insulina etc. Com o propósito de superar esse enfoque, esses autores recomendam que a orientação ao paciente seja feita reconhecendo os instrumentos disponíveis para o autocontrole como meios para ampliar sua liberdade e autonomia na vida cotidiana, com mensagem clara de que o bom controle do diabetes pode ser realizado sem deixá-lo dominar a vida. Assim, espera-se que o autocuidado e autocontrole sejam realizados com flexibilidade tal que permita ao portador adequar o tratamento às demandas de seu dia a dia.

Essas proposições são respaldadas por diferentes investigações, de natureza qualitativa, orientadas a reconhecer a experiência dos que vivem o diabetes. Dentre elas, destacamos aqui um estudo (Campbell et al., 2003) recente que, com certa inovação conceitual, buscou integrar diferentes pesquisas qualitativas numa totalidade, mediante análise metaetnográfica. Na síntese produzida revela aspectos novos como a importância de uma postura de "não aderência estratégica". O que significa que aqueles indivíduos, dentre diferentes perfis identificados, que, em seu cotidiano, não tomam as recomendações médicas de modo rígido e "cego", mas o fazem de forma consciente e crítica, buscando alcançar um equilíbrio entre as demandas de controle do diabetes e o modo como querem levar sua vida, "cometendo" até mesmo "escapadas estratégicas", referem uma sensação de confiança com a forma como estão realizando o cuidado, com menos culpa, maior aceitação de sua condição e, como mostra o estudo, com melhor controle glicêmico.

Num panorama sobre a produção de conhecimento voltada à educação para o autocuidado e autocontrole no diabetes pudemos melhor captar as tendências há pouco explicitadas, tendo mostrado-se úteis os estudos de revisão e metanálise. A essa visão mais geral sobre a literatura agregamos o exame de experiências mais "centradas no paciente" que, explícita ou implicitamente, assumem um posicionamento ético voltado a assegurar uma participação mais ativa do indivíduo no seu cuidado, com maior respeito à sua autonomia.

Uma revisão realizada sobre estudos de intervenção de "educação para o autocontrole no diabetes" (Brown, 1999), publicados no período de 1980 a 1998, reconhece uma mudança no enfoque de uma década para a outra. Se na primeira década predominaram estudos voltados a aferir o conhecimento dos pacientes sobre a doença e seu controle, pré e pós-intervenção, na década seguinte há uma maior produção de intervenções que agregaram a este "foco no conhecimento" estratégias voltadas a apoiar a efetiva realização do autocuidado e autocontrole, chamadas pela autora de "estratégias comportamentais": o empoderamento (*empowerment*),[7] os "grupos de apoio" e as "soluções de problemas" (Brown, 1999, p.56), e ainda a "motivação e suporte para a autonomia" (Williams et al., 1998). Cabe aqui um breve comentário sobre essas estratégias, com exceção do empoderamento que trataremos mais à frente.

Os "grupos de autoajuda" ou "de apoio" (*self-help groups*) apresentaram uma expressiva expansão em países da América do Norte e Europa, nos anos 1960, como uma prática de ajuda mútua organizada e dirigida por indivíduos que partilham um mesmo problema de saúde, como o alcoolismo, o câncer, o diabetes etc. (Dean, 1986; Roter et al., 2001). No Brasil, a expansão mais expressiva desses grupos desvinculados de instituições de saúde ocorreu, inicialmente, com as associações de dependentes de álcool. Atualmente, essa estratégia (de grupos de apoio) tem larga presença em serviços de atenção primária à saúde no país, como os conhecidos "grupos de diabetes" e "hipertensão", organizados sob diferentes perspectivas de educação. Com a difusão de novas tecnologias de comunicação, como a internet, multiplicaram-se pelo mundo experiências de uma nova modalidade de grupos de autoajuda: as "comunidades virtuais de autoajuda" (Ziebland, 2004).

---

7 Adotamos o termo "empoderamento" com o sentido de aquisição de recursos pessoais para tomada de decisão, ainda que seja polêmico seu uso.

As estratégias de "soluções de problemas" e de "motivação e suporte para a autonomia" são aplicações oriundas do campo da psicologia cognitiva. A primeira busca ampliar as habilidades requeridas para o autocuidado, incluindo a "habilidade para resolver problemas", para que o portador possa controlar as dificuldades com que se defronta no seu cotidiano de cuidado-de-si. Identificam quatro componentes da solução de problemas no autocontrole da doença, que podem manifestar-se positiva ou negativamente: a habilidade de solução de problemas, a orientação para solução de problemas, o conhecimento específico sobre a doença e a capacidade de utilizar a experiência adquirida na solução de problemas futuros (Hill-Briggs, 2003; Hill-Briggs et al., 2003).

A "motivação e suporte para a autonomia", por sua vez, orienta-se com base na teoria da motivação humana que reconhece duas modalidades de motivação, a "autônoma" e a "controlada", sendo a primeira, segundo Williams et al. (1998), a única capaz de assegurar um controle glicêmico rigoroso por longo período, como requerido no diabetes.

Outros estudos, também analisados em revisão (Brown, 1999), apontam a manutenção dessa tendência de incorporação das citadas práticas mais voltadas a "fortalecer" o papel do portador no seu cuidado, com maior ênfase para aquelas atividades realizadas em casa e, ainda, um maior uso do computador como apoio ao controle glicêmico, entre outros aspectos. Há diversos estudos que apresentam avaliações de uso de *softwares* ou *websites* voltados a apoiar o portador em seu autocuidado (Boisen et al., 2003; Ralston et al., 2004).

Em outra revisão de artigos publicados no período de 1985 a 1999, orientada para a caracterização do referencial teórico-metodológico adotado na literatura de "educação para o diabetes", Fain et al. (1999) identificam que, em apenas 6% deles, há referência à orientação teórica adotada. Na maioria desses estudos, há uma desarticulação entre o quadro teórico e os conceitos utilizados nos artigos. Outra limitação verificada pelos autores diz respeito ao pouco tempo estabelecido, em muitos estudos, entre a intervenção e a posterior aferição dos eventuais resultados (três meses), quando seria desejável um tempo maior para verificar se os resultados obtidos se sustentariam em prazo mais longo.

Diferentes autores (Fain et al., 1999; Glasgow, 1999, Loveman et al., 2003), contudo, destacam importante restrição nos resultados, na medida em que sua aferição está limitada a parâmetros laboratoriais de controle glicêmico, desconsiderando-se outras dimensões relevantes, de natureza clínica e psicossociais.

Além dos problemas citados, outros autores (Brown, 1999; Fain et al., 1999) reconhecem, entre tantas outras, uma questão fundamental: afinal, no que se constituem, efetivamente, as práticas de educação para o diabetes? Essa dúvida se coloca porque a descrição das intervenções realizadas é extremamente exígua nos artigos publicados. Com isso, a possibilidade de análise, eventual replicação dos resultados, mas, principalmente, a possibilidade de examinar distintas experiências como subsídio à prática de atenção ao diabetes fica prejudicada.

Enfim, pode-se dizer que, a despeito das inúmeras restrições referidas nos estudos, inclusive a precária fundamentação de muitos deles, verifica-se certa tendência de as proposições voltarem-se para o sujeito portador de diabetes. Cabe, além disso, examinar no interior delas, a estratégia estabelecida em torno da noção de empoderamento. Tal analise se justifica pela destacada referência de diferentes autores quanto ao seu caráter de inovação diante da educação "tradicional" para o controle do diabetes.

O "empoderamento" como estratégia de educação para o autocuidado no diabetes

O empoderamento foi introduzido na "educação para o autocuidado no diabetes", no início dos anos 1990, inspirado nas contribuições de Paulo Freire aplicadas à educação em saúde[8] e da psicologia comunitária, segundo Feste & Anderson (1995) e Roter et al. (2001). Essa concepção é contemporaneamente utilizada em diferentes campos com sentidos distintos. Na saúde tem sido muito valorizada pelo movimento

---

8 Para uma aproximação entre a ideia de empoderamento e a educação freirina, ver Wallerstein & Bernstein (1988).

da promoção à saúde, passando a constituir um de seus sete princípios (Anderson, 1996; Sícoli & Nascimento, 2003), ainda que seu uso seja bastante polêmico (Carvalho, 2004).

Na educação para o autocuidado no diabetes, o empoderamento tem sido definido como a "descoberta e o desenvolvimento de uma capacidade inerente do indivíduo, a de ser responsável por sua própria vida" (Funnel & Anderson, 2003, p.454). Num duplo sentido de valorização da autonomia e da responsabilidade individual, com ênfase nesta última, essa concepção aproxima-se do que tem sido conceituado de "empoderamento psicológico": "sentimento [experimentado pelos indivíduos] de maior controle sobre a própria vida" (Carvalho, 2004, p.1090).

O processo de empoderamento terá sido bem-sucedido quando resultar num indivíduo empoderado (*empowered*): aquele que "tiver conhecimento suficiente para tomar decisões racionais, com capacidade de controle e recursos suficientes para implementar suas decisões e experiência suficiente para avaliar a efetividade de suas escolhas" (Funnel & Anderson, 2003, p.454). Fica evidente nessa descrição do indivíduo empoderado uma sobrevalorização das dimensões mais racionais de decisão e controle no processo de autocuidado.

A ideia subjacente a essa noção é a de que a pessoa possa, com o apoio dos profissionais de saúde, desenvolver sua capacidade e habilidade para reconhecer suas próprias necessidades, resolver seus próprios problemas, mobilizando os recursos necessários para ter controle sobre sua vida (Anderson, 1996). A crítica que tem sido feita a esse enfoque individualista[9] é a de minimizar (ou ignorar) os constrangimentos impostos pela estrutura social (Anderson, 1996; Carvalho, 2004) e a vulnerabilidade daí decorrente, inclusive da qualidade e disponibilidade de serviços assistenciais, qual seja, a vulnerabilidade programática (Ayres et al., 1999).

---

9 Essa ideologia individualista fortaleceu-se numa conjuntura internacional de controle do déficit fiscal e redução de despesas em políticas sociais, influenciando o surgimento de uma "nova política pública" de caráter "autonomista" que faz um "amplo apelo à ajuda mútua e à solidariedade da população, para que esta possa, na medida do possível, resolver seus próprios problemas de saúde" (Nogueira, 2003, p.17).

Note-se que nessa proposta de empoderamento a experiência do paciente é bastante valorizada, pois, como afirmam Funnel & Anderson (2004, p.124), se "o profissional de saúde pode ser especialista na atenção ao diabetes, o paciente é especialista na sua própria vida". Nessa perspectiva, Funnel & Anderson (2004, p.124) destacam a possibilidade de a atenção ao diabetes

> tornar-se uma colaboração entre iguais: os profissionais com seus conhecimentos e *expertise* sobre o diabetes e seu tratamento e os pacientes com sua *expertise* sobre sua vida e o que funciona para ela. Para que essa abordagem possa efetivamente se implementar, os pacientes necessitam de uma educação voltada a apoiá-los a tomar decisões informadas, e os provedores, por sua vez, devem realizá-la para assegurar que seus pacientes tornem-se efetivos "cuidadores-de-si".

A valorização da experiência, portanto, volta-se para atestar "a habilidade dos pacientes em determinar a abordagem de autocuidado que melhor lhes caberia realizar" e reconhecer sua "inata capacidade de identificar e aprender a resolver problemas", na medida em que o "diabético é o responsável pelo controle e está no controle de seu autocuidado em seu dia a dia" (Funnel et al., 2005, p.56).

Nesse sentido e de modo complementar, vista tal proposição, agora, de uma perspectiva mais prática, escolheu-se exemplarmente o programa do Michigan Diabetes Research and Training Center (da Universidade de Michigan nos Estados Unidos) como conjunto de experiências a ser examinado para verificar como tem sido operacionalizado o empoderamento no âmbito de uma particular e concreta experiência de educação para o autocuidado no diabetes.

O programa de intervenção e pesquisa da Universidade de Michigan é desenvolvido mediante atividades em pequenos grupos de pacientes em seis sessões semanais de duas horas, com aplicações de questionários de aferição de diferentes medidas. Dentre os tópicos tratados nesses encontros, temos:

• *Bem-estar*: trabalhado de forma a encorajar as pessoas a identificar seus valores, suas necessidades e seus objetivos.

• *Autoimagem*: explorada ante seu poder de influir no comportamento e nas atitudes.

• *Solução de problemas*: como um processo desenvolvido em etapas para superar questões cotidianas.

• *Suporte*: examinado quanto a seu significado para o indivíduo, com quem conta, de quem gostaria de receber apoio e o que precisaria para isso.

Esse programa trabalha também questões que envolvem a motivação, a adaptabilidade e o controle do estresse (Feste & Anderson, 1995, p.141)

Feste & Anderson (1995) destacam três ferramentas para viabilizar a estratégia do empoderamento: valorizar a pergunta, contar histórias e trabalhar as linguagens comportamentais. Nas duas primeiras dimensões, identificamos uma proximidade com alguns níveis do processo de "ação reflexiva" proposta por Paulo Freire (1975b), na medida em que a pergunta busca induzir a expressão e reflexão sobre a própria experiência cotidiana, assim como o contar histórias é uma ferramenta que visa facilitar o processo de autodescoberta e reflexão sobre valores e crenças (Feste & Anderson, 1995; Funnel & Anderson, 2004). Enfim, esses instrumentos abrem a possibilidade de uma ação reflexiva sobre a narrativa da experiência.

Quando se examinaram dois artigos de avaliação desse programa, publicados num intervalo de dez anos (Anderson et al., 1995b; Funnel et al., 2005), foi também possível verificar que, num segundo momento, embora preservada a estrutura básica das atividades de grupo, os pesquisadores asseguraram uma participação mais livre e ativa dos pacientes. As sessões foram orientadas pelas questões apresentadas pelos participantes. Desse modo, o conteúdo das sessões de grupo, nesse segundo momento, está mais articulado às questões e demandas levantadas pelos participantes. Estes são estimulados também, ao final de cada encontro, a apresentar os objetivos e as etapas que planejavam adotar em seu autocontrole (Funnel et al., 2005).

Nessa proposta de empoderamento aplicada à educação para o autocontrole no diabetes, em que pese o viés de uma "ideologia individualista", esta pode ser reconhecida como aderida a um modo mais dialógico de educação não apenas por incorporar alguns elementos da pedagogia problematizadora, que é de natureza interativa, das experiências de grupos de apoio (e autoajuda), mas também pela postura ética de maior respeito à autonomia moral e cognitiva do outro, produzindo, como efeito, cenários comunicacionais de natureza dialógica e não linear. Nesse processo, podemos dizer, a educação em saúde passa a compor-se com a comunicação, formando a esfera da educação e comunicação em saúde, como prática de relações entre os profissionais de saúde e o paciente.

Embora esse esforço de reconhecer habilidades e capacidades seja positivo, cabe-nos arguir, em consonância com nossos propósitos nesta obra: como avançar no reconhecimento do valor desses saberes cotidianos que conformam competências produzidas no contínuo processo de fazer escolhas e tomar iniciativas para levar a vida? Como identificar e tornar disponíveis esses saberes dentro de uma comunidade, compondo uma verdadeira "inteligência de um coletivo de indivíduos" que partilham dessa experiência de viver com o diabetes?

Essas são as questões que exploramos neste livro e que abordaremos nos capítulos que seguem, com a crença na potencialidade deste caminho: reconhecer as competências desenvolvidas pelos indivíduos, em sua experiência de adoecimento, como um autêntico polo de conhecimento

PARTE 2
CARTOGRAFIA DO AUTOCUIDADO NO DIABETES: DO OLHAR DO ESPECIALISTA À EXPERIÊNCIA DO PORTADOR

3
COMPETÊNCIAS REQUERIDAS E EFETIVAS NO AUTOCUIDADO AO DIABETES

> *"O problema da semente é fazer brotar uma árvore."*
> *(Pierre Lévy, 1996)*

As competências para o autocuidado, neste livro, comportam duas dimensões: requeridas e efetivas.[1] As primeiras são as que especialistas estabelecem como obrigatórias ao autocuidado e autocontrole, enquanto as segundas correspondem ao que os indivíduos efetivamente detêm ao viverem a doença ou, em termos mais amplos, aquelas presentes numa dada comunidade.

Abordamos as competências requeridas para o autocuidado e autocontrole no *diabetes mellitus* tipo 2, segundo a opinião de especialistas, no capítulo 4, e as competências efetivas que identificamos entre os diabéticos, no capítulo 5. Menos que uma oposição[2] entre conhecimento técnico-científico e saberes da experiência, tratamos de reconhecer e valorizar este último como um verdadeiro polo de

---

[1] Efetivas como aquilo que está "realmente disponível" (Houaiss, 2005).
[2] A ideia de oposição desses saberes é inadequada também se considerarmos que parte do conhecimento dos pacientes é de caráter técnico-científico advindo dos profissionais ou de outras fontes, como livros, revistas, jornais, programas de TV, sites na internet etc.

conhecimento. Apontamos, assim, para as possibilidades que se abrem, seja para fortalecer o diálogo entre profissionais – com seus conhecimentos técnico-científicos – e portadores, com a riqueza dos saberes provenientes de sua experiência cotidiana, seja para instaurar outros e inexplorados usos deste saber no interior do novo campo da inteligência coletiva.

Por competência estamos chamando, como abordado no capítulo 1, a capacidade de o indivíduo mobilizar distintos saberes para dominar situações problemáticas concretas com que se defronta no cotidiano, desenvolvendo-se atitudes e práticas relativas ao cuidado-de-si. Não é, portanto, um campo de "possibilidades" de ação que se realizam ou não, mas um conjunto de saberes "em ação" que se efetivam provocados por uma situação real.

Como veremos, essa noção nos permitiu ensejar uma dada articulação entre saberes e ação de outra ordem, que não aquela centrada na transmissão de informações para a mudança de comportamento.. As competências foram identificadas nos discursos dos portadores de diabetes, imediatamente referidas à vivência de um campo problemático, como uma situação cotidiana que representou um obstáculo ou uma dificuldade à realização do cuidado-de-si. Assim, desloca-se do binômio informação-comportamento para uma articulação de outra natureza e mais próxima da relação: problema-saber-ação. O que fica claro é que não há o desenvolvimento de competências sem a presença de uma situação difícil ou problemática para o indivíduo enfrentar. Desse modo, os saberes implicados só são mobilizados diante dessas circunstâncias e, portanto, a estas estão ligados.

Em outros termos, podemos compreender o campo problemático como uma virtualização[3] das competências ou a expressão de potência de geração de competências, assim como "o problema da semente, por exemplo, é fazer brotar uma árvore" (Lévy, 1996, p.16). O portador criará as "soluções" de seus problemas ou desenvolverá suas compe-

---

3 "A palavra virtual vem do latim medieval, *virtualis*, derivado por sua vez de *virtus*, força, potência" (Lévy, 1996, p.15). É aqui utilizada nesse sentido e não como oposição ao real.

tências diante das circunstâncias, tensões e coerções que encontrar na vivência de uma situação problemática concreta.

Examinaremos, a seguir, as competências requeridas e efetivas que reconhecemos neste estudo empírico, conforme procedimentos metodológicos já expostos na "Introdução".

4
CIÊNCIA E CLÍNICA: O AUTOCUIDADO SOB O OLHAR DO DIABETÓLOGO

O autocuidado será aqui examinado sob a perspectiva de especialistas em diabetes mediante duas distintas abordagens, como já tratado na Introdução[1], o que nos permitiu aproximações diferenciadas a respeito de como constroem e percebem o que os diabéticos precisam saber e saber-fazer para realizar seu autocuidado e as correlatas dificuldades que enfrentam em seu cotidiano.

Num primeiro momento, as especialistas entrevistadas estabelecem um rol de competências requeridas para um "adequado"[2] autocuidado e autocontrole no diabetes tipo 2. Assim, definiram o que é necessário saber e saber-fazer nessa condição, expressando, em seu todo ou em parte, o que é requerido do portador para lidar com problemas decorrentes do viver com diabetes. De modo indireto, portanto, esse rol de competências reflete um recorte dos obstáculos que percebem para que seus pacientes realizem o seu controle. Deduzimos, desse modo, as possíveis situações em que seriam requeridas tais competências. Percorremos, assim, um ca-

---

1 Ver das páginas 26 a 28.
2 Adequado, nesse caso, refere-se ao conhecimento abstrato e geral que se conforma como constructo da doença (*disease*) e que vai diferir, como veremos, da enfermidade vivida (*illness*).

minho metodológico oposto ao realizado para o levantamento dos campos problemáticos e das competências com base nos relatos dos portadores.

Num segundo momento, pela análise das transcrições das entrevistas semiestruturadas com as especialistas, pudemos identificar outro conjunto de obstáculos para o autocuidado que, como veremos, assumiu um perfil distinto, com relação àquele obtido no rol, dada uma maior aproximação com o cotidiano de trabalho dessas profissionais e a percepção mais próxima das dificuldades vividas por seus pacientes.

Seguimos para a apresentação desses resultados o mesmo caminho que percorremos para sua produção: do levantamento das competências requeridas aos obstáculos "apreendidos" pelas especialistas.

Competências requeridas: a "ciência" no autocuidado no diabetes

As competências requeridas para o autocuidado e autocontrole no diabetes foram estabelecidas, conforme procedimentos metodológicos já apresentados, mediante a avaliação das diabetólogas em dois momentos distintos. Em uma última avaliação do rol de competências requeridas, não houve nenhuma restrição destas ao quadro proposto, seja quanto à forma (das competências agrupadas em subtemas) seja em relação ao conteúdo exposto (exceto a indicação de exclusão de algumas competências por uma delas).

Destacamos no Quadro 1 os itens incluídos pelas especialistas (em negrito), os quais ampliaram a primeira versão do rol de competências, e os aspectos sugeridos (em itálico) por elas para melhor e maior detalhamento de cada competência. Note-se que foi, relativamente, pequena a lista de competências incluídas pelas especialistas, pois, das 47 listadas que compuseram esta última versão do rol, apenas 11 foram propostas por elas (23,4% do total), embora tenham referendado todas as que já constavam do "rol preliminar".

Quadro 1 – Rol de competências requeridas para o autocuidado e autocontrole do diabetes tipo 2, segundo a opinião de especialistas em diabetes, 2005

A NOÇÕES GERAIS SOBRE O DIABETES E SUAS COMPLICAÇÕES
1 O que é o diabetes (conceituação, sintomas, classificação, fisiopatologia, etiopatogenia, fatores de risco, exames complementares).
2 Conhecer as causas das complicações crônicas do diabetes.
3 Conhecer medidas de prevenção das complicações crônicas do diabetes.

B O AUTOCONTROLE GLICÊMICO
4 Conhecer os valores de controle da glicemia.
5 Saber estabelecer metas de controle da glicemia.
6 Saber usar o glicosímetro na aferição da glicemia.
7 Saber os períodos do dia em que é mais importante usar o glicosímetro.
8 Saber interpretar o resultado do glicosímetro.
9 Saber corrigir os níveis de glicemia no dia a dia (autossuficiência para iniciar e realizar ajustes no tratamento).
10 Saber corrigir os níveis de glicemia conforme variações na dieta e atividade física (autossuficiência para iniciar e realizar ajustes no tratamento).
11 Saber determinar a glicosúria.
12 Saber determinar a cetonúria.
13 Saber interpretar os resultados de glicosúria para correções no tratamento (autossuficiência para iniciar e realizar ajustes no tratamento).

C O AUTOCUIDADO NAS COMPLICAÇÕES AGUDAS
14 Presteza na busca de apoio quando sentir sintomas de descompensação do diabetes.
15 Conhecer as causas da hipoglicemia.
16 Saber identificar a hipoglicemia.
17 Saber prevenir a hipoglicemia.
18 Saber aplicar medidas de correção da hipoglicemia.
19 Conhecer as causas da hiperglicemia.
20 Saber identificar a hiperglicemia.
21 Saber prevenir a hiperglicemia.
22 Saber aplicar medidas de correção da hiperglicemia.
23 Saber como proceder em situações especiais em decorrência de doença intercorrente (presteza na busca de apoio para ajustes no tratamento e cuidado da intercorrência).

D O AUTOCUIDADO NO TRATAMENTO MEDICAMENTOSO
24 Conhecer os tipos e objetivos do tratamento.
25 Conhecer os efeitos das drogas hipoglicemiantes orais usadas no tratamento.
26 Conhecer os efeitos colaterais das drogas hipoglicemiantes orais usadas no tratamento.
27 Conhecer os tipos de insulina (potência, tempo de duração de efeito e dosagem correta) e as complicações de seu uso incorreto.
28 Saber preparar e administrar a insulina corretamente.
29 Conhecer os cuidados de conservação da insulina, inclusive para seu transporte.
30 Conhecer os cuidados de aplicação da insulina (locais de aplicação e rodízio).
31 Saber em que condições e com quais cuidados é possível reutilizar agulhas, seringas e lancetas.

E O AUTOCUIDADO NA PREVENÇÃO DAS COMPLICAÇÕES CRÔNICAS
32 Saber sobre a importância da higiene corporal na prevenção de infecções de pele, unhas e gengivas.
33 Conhecer as medidas de higiene dos pés.
34 Saber examinar os pés e identificar lesões que requeiram cuidados.
35 Instituir medidas corretivas de lesões nos pés (com presteza na busca de apoio quando necessário).
36 Conhecer o tipo de calçado e meias mais adequados para a prevenção de lesões nos pés.
37 Saber qual é o horário mais adequado para comprar o sapato, visando prevenir lesões nos pés.
38 Saber a importância do controle adequado das comorbidades na redução do risco de complicações cardiovasculares (como hipertensão arterial, tabagismo etc.).
39 Conhecer as vantagens da atividade física no controle e na prevenção de complicações do diabetes.
40 Saber os cuidados necessários à prática de exercícios físicos (alimentação prévia etc.).
41 Saber desenvolver um plano de atividades físicas e ajustá-lo à terapêutica.
42 Saber discernir com clareza e convicção quando o exercício físico é indicado ou contraindicado para o autocuidado.

F O AUTOCUIDADO NUTRICIONAL
43 Conhecer as especificidades da dieta no controle do diabetes (composição dos alimentos, fracionamento das refeições, alimentos modificados – por exemplo, *diet* e *light* –, importância do lanche noturno).
44 Saber construir um cardápio adequado às suas necessidades contendo alimentos de que goste e que lhe seja acessível.
45 Saber preparar alimentos apropriados para uma dieta adequada.
46 Conhecer os alimentos modificados (*diet/light*) quanto à composição, especialmente no que se refere a calorias, carboidratos e gorduras do produto;
47 Saber interpretar e comparar a composição descrita nos rótulos dos alimentos industrializados.

As competências presentes nesse rol envolvem basicamente dois tipos de conhecimento: "o saber" e "o saber-fazer". O primeiro diz respeito a um conhecimento que expressa uma compreensão, um entendimento de uma dimensão mais técnica da doença, que a especialista considera necessária à realização de autocuidado, como "conhecer os valores de controle da glicemia". O "saber-fazer", por sua vez, diz respeito aqui a uma habilidade ou destreza para executar uma tarefa considerada necessária ao cuidado, portanto saberes bastante práticos como "saber usar o glicosímetro na aferição da glicemia". Das 47 competências listadas, 26 compõem-se de saberes e 21 de saberes-fazer requeridos para o autocuidado, ainda que tenhamos que considerar que muitas habilidades (saberes-fazer) envolvem um saber que as orienta.

Numa primeira leitura desse "rol de competências requeridas", é possível verificar que a aquisição de um determinado conhecimento ("saber o que é o diabetes" etc.) e certas habilidades ("saber preparar e administrar a insulina corretamente" etc.) são as dimensões mais valorizadas pelas especialistas (e manuais técnicos). Considerando que o rol foi construído com base em levantamento documental técnico-científico (expresso mediante livros-texto e publicações voltadas à educação dos portadores), ao qual foram agregadas as opiniões, bastante homogêneas, de especialistas, podemos tomar esse conjunto como uma expressão da ciência especializada a esse respeito.

A apreciação do rol sugere, como posição dessa ciência e de sua comunidade de especialistas, que, se os diabéticos tiverem um conhecimento mais técnico-científico sobre a doença, suas complicações agudas e crônicas, sobre o tratamento medicamentoso e o autocuidado nutricional, e também habilidades para executar certos procedimentos de autocuidado e autocontrole, especialmente o controle glicêmico, terão assegurado o que é requerido de um portador.

Vale destacar, em todo o conjunto do que foi descrito, a expressiva homogeneidade encontrada entre as fontes levantadas e a opinião das especialistas. Em parte, isso pode ser compreendido pela uniformidade típica dos livros-texto ou da "ciência de manual", pois, diferentemente do que é publicado em periódicos especializados, no qual há um caráter mais provisório e pessoal, a "ciência de manual" caracteriza-se por determinada seleção e ajuste do que foi produzido, conformando-se em conhecimento dominante e obrigatório para todos os especialistas (Tesser, 2004).

A isso, agregue-se o próprio caráter com que a doença é construída como categoria que abstrai a avaliação da vida, dentro de uma "teoria das doenças", na qual há uma apreensão generalizadora dos sinais e sintomas definindo um quadro clínico, como bem expresso nos livros-texto, em que todos doentes cabem, mas raramente um indivíduo doente apresenta todos os sintomas ou até mesmo aqueles mais importantes (Schraiber, 1993).

De maneira geral, podemos dizer que na construção do rol o que predominou foi a racionalidade científica da biomedicina manifesta na homogeneidade e no caráter generalizante deste saber. A homogeneidade, como observamos, ficou expressa entre o obtido nos "livros-texto" e na opinião das especialistas, como também na avaliação das competências realizada pelas especialistas.

Todavia, é bastante interessante como esse quadro irá modificar-se, como veremos no tópico que segue, quando as especialistas são convidadas a falar de sua vivência clínica, pois fica claro que elas buscam, em seus cotidianos profissionais, as referências para tratar de seus pacientes e das dificuldades que estes enfrentam em seu cuidado.

Obstáculos ao autocuidado no diabetes: a vivência clínica do diabetólogo

Com base na análise das transcrições e das entrevistas semiestruturadas realizadas com as seis especialistas, foi possível construir uma síntese das dificuldades que percebem para que seus pacientes realizem o que lhes prescreveram. Em razão da proximidade identificada nessas barreiras ao cuidado, agrupamo-las em quatro subconjuntos, segundo sua relação com: 1. a própria doença ou comorbidades, 2. os próprios pacientes, 3. a rede de apoio e 4. a assistência prestada aos portadores.

O Quadro 2 apresenta os quatro subconjuntos e os onze obstáculos identificados pelas especialistas.

Quadro 2 – Obstáculos ao autocuidado e autocontrole no diabetes tipo 2, segundo a opinião de especialistas em diabetes

I OBSTÁCULOS AO AUTOCUIDADO E AUTOCONTROLE RELACIONADOS À PRÓPRIA DOENÇA OU A COMORBIDADES
1 Quando o paciente não tem sintomas.
2 A presença de comorbidades.
II OBSTÁCULOS AO AUTOCUIDADO E AUTOCONTROLE RELACIONADOS AOS PRÓPRIOS PACIENTES
3 Quando o paciente não aceita ou nega o diabetes.
4 A exigência de empenho e disciplina.
5 O componente emocional envolvido com a alimentação.
6 O medo da insulina.
7 A falta de conhecimento sobre a doença e seu cuidado.
8 A situação financeira desfavorável do paciente.

III OBSTÁCULOS AO AUTOCUIDADO E AUTOCONTROLE
RELACIONADOS À REDE DE APOIO
9 A falta de apoio da família dificulta o autocuidado.

IV OBSTÁCULOS AO AUTOCUIDADO E AUTOCONTROLE
RELACIONADOS À ASSISTÊNCIA PRESTADA AOS DIABÉTICOS
10 Uma comunicação profissional-paciente deficiente.
11 Limitado acesso e má qualidade da assistência.

Examinemos, agora, como estruturamos cada um desses obstáculos ao autocuidado com base na análise do conjunto das entrevistas com as especialistas.

Obstáculos ao autocuidado e autocontrole relacionados à própria doença ou a comorbidades

Quando o paciente não tem sintomas

As diabetólogas, quando arguidas sobre o *diabetes mellitus* tipo 2 como morbidade, foram unânimes em reconhecer sua gravidade, apenas uma delas relativizou essa dimensão por entender que a doença pode assumir formas menos graves e que há enfermidades "até piores". Algumas especialistas destacaram que a manifestação de poucos sintomas e seu início insidioso, característica do diabetes tipo 2, em geral retardam o diagnóstico e consequentemente agravam a doença. Esse aspecto é também visto por parte das entrevistadas como um fator limitante para que o paciente realize o autocuidado e autocontrole, o que pode ampliar sua gravidade. Outras especialistas supõem que o paciente somente se cuide quando da presença de sintomas ou do agravamento de seu quadro clínico, como podemos perceber em seus depoimentos:

> É, eu acho que é uma doença realmente séria [o diabetes], *no sentido de que o início* [...] *Na maioria das vezes, não é realmente detectado, né?* [...] descobrem o diabetes quando já está evoluído. Muitas vezes já com complicações, né? *Muitas vezes, têm um destino traiçoeiro.* Realmente, é uma doença crônica. *E que a maior parte do tempo a pessoa não está sentindo nada, mas o controle, muitas vezes, não está bom e tá lesando vasos... E aí aparecem as complicações.* Então, eu diria que é uma doença realmente

séria, com todos esses aspectos, né? Ser doença crônica. *Ser doença com pouco sintoma...* (M1)[3]

É uma doença que é séria [o diabetes]. Mas que ela tem um... *Ela traz um problema, pra nós profissionais, porque* [...] *Ela não agride pra que a pessoa possa vê. Então, nós falamos, falamos, falamos... E ele não consegue entender por que ele não está visualizando.* Diferente de uma úlcera, por exemplo. Ele tem a úlcera. Ele vê que tá lá sangrando. [...] E o diabético não. Então, é sério nesse sentido, né? *Porque ele só vai se conscientizar a hora que uma complicação se manifesta. E, às vezes, é tarde.* (E1)

A presença de comorbidades

A associação de outras doenças ao diabetes foi apontada por todas especialistas como prejudicial à realização do autocuidado. As doenças de natureza emocional forma as mais citadas, com destaque para a "depressão", associada por uma das profissionais a uma consequência psicológica do próprio diabetes.

Para outra especialista, a presença de comorbidade reforça a recomendação do automonitoramento da glicemia capilar, na medida em que os sintomas de outras doenças confundem a percepção corporal do paciente quanto à presença de uma hipoglicemia ou hiperglicemia.

E aí, o principal problema no tipo 2: entra em depressão. Caminha mais pra depressão, sabe? [...] E, o motivo é isso: eles não se conformam em serem diabéticos, né? E a depressão aumenta bastante depois que eles estão mais complicados, né? [...] É uma pessoa que já não tá enxergando direito, né? Tá com um problema mais sério... renal. Aí, realmente, o paciente fica bastante deprimido. (M1)

O que a gente vê muito também é aquele paciente que tem umas alterações emocionais frequentes. E aí, isso é uma das coisas que atrapalha parte [...] *do nosso trabalho, né?* Que ele já chega pra gente: [...] Porque eu tenho que

---

3 Nos depoimentos das especialistas, utilizou-se a seguinte codificação: M1/M2 (médicas 1 e 2), E1/E2 (enfermeiras 1 e 2) e N1/N2 (nutricionistas 1 e 2).

pagar conta. Porque eu não tenho dinheiro. [...] E aí, ele já chega dizendo isso. E a gente vai fazer uma glicemia e está alterada por conta... não só desses fatores, né? *Ele faz tudo certinho, mas a questão emocional também está... Meio que alterando, né?* (E1)

[...] *Eu percebo assim: quando ele tem outras patologias associadas, é mais difícil de ele saber que alguma coisa que ele tá sentindo é por causa do diabetes. Então, os sintomas são muito parecidos. Então, uma pessoa que tem labirintite, tem pressão alta, tem diabetes, ele tem tontura? Pode ser das três coisas. Então, fica difícil de ele estar... definindo o que seria, né? O que ele tem. Tá? Por isso que eu acho que é mais importante ainda de você fazer o controle glicêmico* [...] (N2)

Obstáculos ao autocuidado e autocontrole relacionados aos próprios pacientes

Quando o paciente não aceita ou nega o diabetes

Algumas especialistas, quando arguidas sobre os possíveis padrões de comportamento que identificam entre os portadores de diabetes tipo 2, reconhecem que a dificuldade de aceitação ou a negação ou ainda a dissimulação de sua condição de doente se apresenta como uma das barreiras ao autocuidado.

Você encontra aqueles pacientes, principalmente, o perfil... psicológico dele, do indivíduo é que vai te favorecer mais ou não, né? Então, você tem aquele indivíduo que está mais adaptado, que compreende [...] que aceita a doença. Então, acho que é esse o ponto principal: o paciente que está aceitando a doença. Então, ele vai colaborar. Aquele que não aceita. [...] Ele nega. Ele fala que não é. Quase que tá falando que ele não é diabético pelas atitudes dele, sabe? [...](M1)

A exigência de empenho e disciplina

Para a maioria das especialistas entrevistadas, o autocuidado se traduz em mudança dos hábitos de vida, voltadas especialmente à alimentação e à realização de atividade física, associadas ao uso da medicação: a "tríade" do autocuidado, como denominam. Nos depoimentos, destacam a dificuldade que os pacientes enfrentam para realizar uma efetiva mudança de hábito de vida dentro dessas dimensões essenciais, o que, segundo as especialistas, é alcançado por poucos.

São quase unânimes em apontar a mudança da dieta como a mais difícil, seguida da realização de atividade física. Alguns explicam essa dificuldade pelo fato de a doença alcançar o indivíduo em período da vida em que os hábitos já estão arraigados e que mudá-los exige grande "interesse", "esforço", "empenho", "vontade" e "disciplina" para vencer essa "resistência" ao que está consolidado. Esses termos utilizados por diferentes especialistas evocam *atributos individuais* marcados pela ideia de uma necessária força interior de tenacidade e obstinação ou um estado de espírito de valorização de algo imprescindível para atingir o controle necessário. A sua excepcionalidade no universo dos pacientes conforma esse obstáculo para realizar o autocuidado no diabetes, segundo as especialistas. Portanto, segundo uma delas, alcançar esse objetivo de controle representaria uma "façanha", o que poderíamos entender como verdadeira proeza, uma ação admirável e que ultrapassaria os limites habituais, um ato, talvez, quase heroico.

"*O autocuidado...* [...] *Se nós pegarmos a tríade: dieta, medicação, exercício e atividade física. Se ele conseguir ter o equilíbrio nessas três façanhas,* a gente tem o autocuidado e o autocontrole meio que junto, né? *Então, pra mim, o que eu acho que é mais difícil pro paciente hoje é a questão do controle da nutrição, né?* Que é aonde ele mais emperra. [...] *E a atividade física, as pessoas que, às vezes, não têm incentivo, não têm interesse*, acabam falando: "Não tô enxergando a calçada...". Então, se ele não tem o equilíbrio desses três parâmetros, eu acho que fica difícil fazer o autocuidado e o autocontrole, né? (E1)

"Então, eu diria que é uma doença [o diabetes] realmente séria, com todos esses aspectos, né? [...] *Que envolve hábitos de vida, né? Não só alimentação, como atividade física...* [Requer] *Ser uma pessoa disciplinada, não é? E, é difícil a pessoa mudar. E, como é uma doença que aparece tardiamente. A pessoa já está com os hábitos arraigados. Então, pra ela mudar todos esses hábitos também é um passo que exige bastante empenho do paciente, né? Bastante vontade.* [...](M1)

Bom... *O que dificulta* [o autocuidado] *realmente é a resistência.* [...] *Eles são resistentes a mudanças!* Então... *alimentação eles são resistentes e... o uso de insulina.* Então, o comprimido pra eles... eles tomam, não ligam. *Mas eu vejo que falou em alimentação e falou em insulina...* Eles já... Às vezes, eles nem sabem o que é. Mas acho que já vem de muito tempo, aquela coisa que foi colocada errada. Então: "Ai, diabético não pode comer nada, tudo é proibido". Eles já chegam com esse preconceito. (N2)

O desinteresse dos pacientes ou a falta de empenho e colaboração, e o descuido ou a displicência em relação a sua doença aparecem em depoimentos de especialistas como a outra face desse mesmo problema, ao tratarem dos perfis psicológicos que percebem em seus pacientes e sua influência sobre o autocuidado. Uma delas reconhece certa dinâmica nos perfis psicológicos dos pacientes, variando em função do tempo e do surgimento de complicações. Esses comportamentos são explicados pelo fato de não aceitarem a doença, por não acreditarem nas complicações ou ainda por dissimularem o problema real. Para algumas especialistas, o descuido, especialmente com a dieta e atividade física, é a característica dominante entre os pacientes e pode estar relacionado à atividade profissional do indivíduo. Diante da sobrecarga assistencial de alguns serviços, esse "desinteresse" ou "não colaboração" do paciente é um recurso objetivo de seleção daqueles que devem permanecer em atendimento no ambulatório especializado do hospital universitário, como destacado por diferentes especialistas.

[...] Nós vamos ter vários perfis, né? Então, tem os que tratam bem, que conseguem, vão atrás. Mesmo que não tem condições, eles vão atrás e conseguem... Vão atrás de ajuda e... são sempre mais... orientados do que os outros. *São aqueles que realmente têm interesse. Mas acho que é a minoria. A minoria tem interesse mesmo de conhecer a doença e tratar. Eu acho que a maior parte vai no médico por obrigação!* Então, uma vez por ano vai lá porque tem que ir, toma remédio porque ele mandou tomar... Muda a alimentação quando quer, quando ele não quer faz o que ele bem entende. *Então, eu acho que a maior parte do tipo 2 não aceita muito a doença.* Acho que é mais difícil a aceitação da doença e a mudança. *Mudança de hábitos leva tempo, né? Eu acho que é a minoria que consegue mudar.* (N2)

Olha, você... Como nós temos uma fila, uma procura muito grande... Aqueles [pacientes], que não estão se adaptando ao sistema, não tão colaborando... Nós temos encaminhado... Porque, inclusive, a gente tem todo aquele sistema de anualmente pedir toda a avaliação de complicações, né? Então, você pede exame de fundoscopia, eletrocardiograma. Você faz exame neurológico. Então, envolve muita coisa, né? Então, aquele paciente que não tá fazendo nada, a gente acaba encaminhando. (M1)

Ao descreverem o portador típico, ou mais comum, esses mesmos problemas relacionados à mudança de hábitos de vida aparecem novamente, destacando-se as dificuldades relacionadas à dieta e atividade física. Ou para outro especialista, mesmo reconhecendo certa disposição em se cuidar, o tempo introduz uma barreira à continuidade do cuidado. Outra especialista, por sua vez, introduz uma diferença de gênero (e biológica entre os sexos) nessa questão ao reconhecer que as mulheres têm uma dificuldade muito maior que os homens de perder peso, agravada pela menor prática de atividade física destas, o que vai exigir um maior esforço e dedicação às práticas de autocuidado.

[o diabético...] Típico? Um paciente obeso, sedentário... Que trabalha o dia inteiro e não faz nenhum... *Não tem nenhum cuidado alimentar. Basicamente é isso: sedentário e sem restrição alimentar. E que acha que não tem importância.* Todos têm glicose... [alterada]. Oitenta por cento têm hipertensão... E quando fumam e bebem parece que fica melhor. [...] Chega cheio de boas intenções que duram uma semana. *Então é o eterno paciente que vai começar academia semana que vem. E que vai começar dieta daqui a pouco, né? E, isso fica por meses e meses e meses e meses...* [...] (M2)

[...] Geralmente são obesos, né? [...] E, em geral, estão dispostos a tratar. Agora com o tempo é que a gente nota que, geralmente, há um certo relaxamento deles no tratamento. São indivíduos que, em geral, já tem alguma complicação. Às vezes, essa complicação não está grave! Mas ele já tem uma coisa de retinopatia, de nefropatia, alguma coisa de neuropatia. [...] Em geral, ele quer colaborar. No seguimento é que a maioria relaxa um pouco, não faz completamente. (M1)

Os homens... Eles conseguem perde peso porque, em geral, eles comem de fato muito mais. E, aí é mais fácil qualquer dieta perder peso. *Mulher na idade de ter diabetes tipo 2... pra manter peso, a dieta necessária é uma coisa de sentar na sarjeta e chorar mesmo. É muito difícil. E é bastante difícil.* [...] (M2)

O componente emocional envolvido com a alimentação

Ao reconhecerem a mudança de hábitos relacionados à dieta como o de mais difícil execução, os especialistas atribuem esse problema à grande importância que o "comer" assume na vida de seus pacientes, como fonte de "felicidade" ou recompensa e o quanto sua restrição é percebida como um castigo.

A gente dá... faz uma prescrição detalhada pra facilitar lá, né? Agora, eu acho que *a dificuldade maior é a quebra desses hábitos, que já são arraigados.* [...] *São pessoas que estão acostumadas a comer determinados alimentos, inclusive o açúcar. E a gente tem na nossa cultura muito associado, né? O prêmio com coisa doce. Até a gente... Principalmente, o pessoal mais antigo que cai aí nos diabéticos, né? Na infância são premiados, né? Quando ia bem na escola, recebia bala, um bombom, uma coisa... Então, criou com essa imagem: o doce é prêmio.* Então, agora você falar que o doce não é bom... Não entra na cabeça. *E eles acham que é um castigo, né?* (M1)

Então, a primeira coisa que eles falam é financeira... Mas que eu acho que não é uma coisa tão limitante assim nessa população [de mais baixa renda]. Acho que é principalmente isso. Aí depois tem as coisas assim do tipo... *O significado que a comida tem pra eles. Então, tem algumas pessoas que* [...] *a comida é tudo! Sabe, assim, é daí que sai a felicidade da vida, né? Então, essas pessoas ficam muito assim, sem saber o que fazer de bom na vida, se elas não podem comer aquilo que elas acham que é o bom.* Ou não podem comer com a frequência que eles gostariam. Talvez sejam essas as maiores dificuldades, né? (N1)

O medo da insulina

Algumas especialistas apontam o medo que seus pacientes têm em relação ao uso da insulina como uma barreira ao autocuidado. Percebem que esse temor está associado à relação que os pacientes estabelecem entre a utilização da insulina e o aparecimento de complicações graves ou com um estágio avançado da doença e o inconveniente da aplicação de injeções, o que reconhecem se tratar de um conceito sem base na realidade, um "preconceito".

> Por exemplo, eu posso falar pro paciente que tem que fazer uma monitorização... Se ele não tem o aparelho, se ele não tem a fita. "Tem que tomar insulina". *Se ele só viu que quem toma insulina estava já no fim da linha e estava complicado. Então, pra ele tomar insulina é quem está morrendo. Quem está complicado... não vai muito bem, né?* (E1)

> [...] *eles acabam associando muito a insulina com a complicação*: "Ah, porque meu vizinho é diabético, ele começou a tomar insulina e ele ficou cego!". Então quem paga o pato é a insulina! Aí você tem que explicar que, na verdade, ele começou a usar a insulina tarde demais. Se ele tivesse usado antes, talvez ele não tivesse ficado cego". (N2)

A falta de conhecimento do paciente sobre a doença e seu cuidado

A maioria das especialistas aponta como um dos obstáculos para um adequado autocuidado o desconhecimento ou a desinformação do paciente a respeito de próprio diabetes. Para uma das profissionais entrevistadas, os pacientes, muitas vezes, têm concepções incorretas ou "preconceitos" sobre a doença e o cuidado que se faz necessário. Para essas profissionais, a educação voltada ao diabético deveria buscar convencê-lo a mudar de comportamento dentro da chamada tríade do autocuidado, o que exigiria sua compreensão dos mecanismos que explicam as boas normas de cuidado e um constante reforço das informações que são essenciais para uma maior eficácia e aprendizado.

> *Então, eles* [os pacientes] *não sabem a definição da própria doença. Então, eu acho que isso é uma coisa que eles precisariam estar sabendo.* [...] Não colocar: "Olha, você tem diabetes, se você não se cuidar, você vai ter isso". Normalmente, já é assim, né? Na bucha. "Não, porque você tem que tomar o remédio. Se você não tomar, você vai ficar cego".

Não... Você primeiro explica tudo com calma. Você deixa a complicação no final. [...] *Começar a falar primeiro o que é o diabetes. Porque a maioria não sabe.* [...] (N2)

Até chegou uma vez um paciente me perguntou: "Mas, doutora, a senhora acha [que] uma pessoa pode viver sem açúcar?". Eu falei: "Não. Realmente não pode viver. Mas não é esse açúcar que o senhor está pensando. O açúcar está em tudo: no arroz, no feijão... [...] Agora, o açúcar de açucareiro, o senhor pode viver sem". Mas claro que... Entendeu? *Então, esses conceitos que eu acho que é difícil você mudar, né?* Seja em parte por revolta, seja em parte pelo hábito mesmo. Ele tá habituado a comer muito, a comer... Então, fica mais difícil. Eu acho que isso é a barreira maior. (M1)

Se nós pegarmos a tríade: dieta, medicação, exercício e atividade física. Se ele conseguir ter o equilíbrio nessas três façanhas, a gente tem o autocuidado e o autocontrole meio que junto, né? [...] *E a questão da educação permeando todos eles, né? Quer dizer, educação ponto, né?* [...] *Que assim... Também não adianta recomendar. Ele tem que entender o que é o diabete, pra ele entender por que ele está tomando insulina. Por que que ele tem que fracionar a dieta. Por que que ele tem que fazer atividade física.* [...] *Então, se ele entende isso, eu acabo convencendo da necessidade da mudança de comportamento, né? A questão que é mais importante.* [...] Claro que quando a gente fala de cuidados com os pés [...] Eu tenho um orgulho muito grande... [... nossos] diabéticos, assim, tem poucas úlceras. Porque eu sempre brinco: "Tem que namorar o pé! Tem que namorar o pé!". Então, eles sabem quais que são os cuidados... *Que a gente insiste tanto que a gente reduziu o número de úlceras em função dessas informações. Quanto mais educado, melhor.* (E1)

As especialistas percebem os limites de uma educação mais voltada à transmissão de informações para alcançar a desejada adesão de seus pacientes às medidas prescritas, às vezes de modo explícito, outras vezes indiretamente, ao descreverem o paciente típico como aquele que tem conhecimento, mas não faz o que deveria fazer.

Então, eu acho que tanto essas equipes multidisciplinares como grupos de diabéticos, eu acho que fortalecem, apoiam, ajudam o paciente a aderir ao tratamento. *Porque é aquilo que eu falo: não é só informação. Ele precisa dar esse passo de adesão...* Que eu acho que, aí, é fundamental essas equipes multidisciplinares. Participando mesmo: psicóloga, assistente social, enfermeira, médico, nutricionista. [...] (M1)

Paciente tipo 2 típico: glicemia de jejum normal, hemoglobina glicada alterada, né? Mais que até 20%, 30% do limite superior do método. *Que tem conhecimento. Ele sabe o que é o diabetes. Ele sabe dizer o que ele tem que comer. Ele sabe falar da atividade física, só que ele não faz nada do que ele fala. Ele sabe direitinho, só que na hora de exercer ou exercitar, ele não exercita nada.* Então, isso é o que eu vejo. É o diabético típico. (E1)

Homens, em geral, aderem melhor. Quando resolvem perder peso, perdem muito mais do que as mulheres. As mulheres vão muito mais ao médico, né? Mas é a mesma coisa sempre, nada muda. [...] *Alguns pacientes... O nível de informação, às vezes, ajuda. O nível de escolaridade... Mas não necessariamente.* [...] M2)

Uma especialista critica a visão dos profissionais que tomam a educação em saúde como expressão de um caráter pessoal de benevolência para com os pacientes e não como uma tecnologia essencial ao cuidado profissional com os portadores de diabetes.

Eu acho que educação em diabetes é vista... Primeiro, pelos próprios especialistas como se fosse uma coisa messiânica. Uma espécie de religião. Então, quem faz isso é porque é de bom coração ou então é de algum partido. Mas, na verdade, não é nada disso. Isso é uma pura técnica tão importante quanto cateterismo... quando uma pessoa vai fazer uma cirurgia cardíaca. Se o cardiopata precisa daquela tecnologia horrorosa. O diabético precisa de uma tecnologia que se chama educação. Essa é a grande dificuldade de entender que esse negócio é uma técnica, não é religião, não é bondade, não é nada disso, né? Essa é a grande dificuldade. (M2)

Várias especialistas defenderam o controle domiciliar da glicemia capilar, como parte importante do autocontrole no diabetes tipo 2, associada à destacada tríade do autocuidado: dieta, medicação e atividade física. Apontaram diferentes restrições à realização da automonitorização da glicemia capilar, como a limitação financeira para a aquisição do aparelho e seus insumos, que será abordada como obstáculo no próximo tópico. Outra limitação levantada, por uma das especialistas, à realização de um bom autocontrole é o desconhecimento que o paciente geralmente tem a respeito da variação fisiológica da glicemia, de sua "flutuação" ao longo do dia, recomendando que esse seja um dos temas da educação em saúde para o diabetes.

A situação financeira desfavorável do paciente

Uma das barreiras ao autocuidado, relatadas pelos especialistas, foi aquela de natureza econômico-social ao restringir o acesso aos medicamentos e diferentes insumos necessários à realização da automonitorização da glicemia capilar. A importância atribuída a essa dimensão foi variável, pois uma das especialistas, embora reconheça que os próprios pacientes falam deste como um problema, não o vê como tão restritivo do cuidado e entende que há a possibilidade de superá-lo. A limitação econômica para o autocontrole é contornada, por algumas especialistas, com a recomendação de que os portadores façam a monitorização da glicemia capilar, pelo menos uma vez por semana, nos serviços básicos de saúde.

> Nós estamos com problemas no diabetes por causa da questão econômica, né? [...] *Porque aqui* [no serviço de saúde] *o que a gente tem é paciente que está com pobreza eminente, né? Então, não tem dinheiro pra comer, não tem dinheiro pra comprar medicamento, não tem dinheiro pra comprar... seringa, agulha, fita. Não tem insumo nenhum.* [...] Até ontem mesmo, a paciente contou: "O médico mandou tomar [três] Metformina" [...] De manhã, no almoço e no jantar. E ela tava tomando duas. De manhã e à noite, porque daí ficava mais barato. (E1)

> Olha, os pacientes... *Primeiro, eles falam que eles não têm dinheiro. É a primeira coisa. Mas demora um pouco até eles refletirem que essa, às vezes, é só uma... desculpa inicial.* Então, eles falam: "Imagine que eu possa comer duas ou três porções de frutas todo dia, dois legumes, duas verduras, em todas as refeições! Isso é caríssimo! Eu não tenho dinheiro..." [...] *Com o passar dos grupos e das consultas, eles vão, às vezes, sacando que, na verdade, o dinheiro é pouco, sim, mas ele pode ser desviado de um lugar pro outro con-*

forme as prioridades. Aí, se eles mudarem as prioridades, até dá pra mudar um pouco. Então, a primeira coisa que eles falam é financeira... Mas que eu acho que não é uma coisa tão limitante, assim, nessa população. (N1)

Obstáculos ao autocuidado e autocontrole relacionados à rede de apoio

A falta de apoio da família dificulta o autocuidado

Diversas especialistas reconheceram que a falta de apoio da família pode ser uma barreira à realização do autocuidado no diabetes tipo 2. Em geral, localizaram esse problema sobretudo nos conflitos conjugais em torno do papel da mulher com a alimentação da família e as relações de poder aí envolvidas. A percepção da mulher como o polo mais fraco dentro da família e que tende a abandonar suas necessidades em favor dos demais é predominante nos discursos das especialistas entrevistadas:

[E a família do paciente quanto ao autocuidado e autocontrole da doença?] Ela não é tão óbvia quanto no diabético tipo 1, que aí fica um enorme escândalo, né? *Mas tem muito conflito familiar quando um dos cônjuges é diabético e o outro resolve... ou ajudar ou não olhar. Às vezes, isso naturalmente traz conflitos importantes. Não olhar... é quando o homem que é diabético e a mulher é que faz a comida*. Aí fica bastante difícil. Ou vice-versa, quando a família resolve que não pode participar daquilo. Aí é um problema não de controle, mas da dinâmica familiar, né? Acho que é isso. (M2)

Olha, na questão da alimentação... [...] *Quando era a mulher* [com o diabetes]. *Então, ela aparentemente tem mais poder sobre a escolha da alimentação. Mas aí ela não exerce esse poder porque ela fala que faz aquilo que o marido e os filhos querem*. Então, a gente tinha que trabalhar com ela essa questão de apoio. [...] Com os homens... então, aí fica mais assim... nessa coisa de eles chamarem a esposa, geralmente eles chamam, né? *Talvez eles tenham até mais facilidade de envolver a família nessa ajuda, né? Porque ainda têm mais poder. Então, também, quando ele decide*: "Olha... Daqui pra frente, nós não vamos mais cozinhar com banha. Nós vamos usar óleo porque é bom para minha saúde". *Então, todo mundo vai fazer isso. A mulher não se sente firme pra fazer isso. Elas ficam assim*: "Ah, eu *queria mudar, mas eles não gostam. Eles reclamam que a comida não ficou boa". Então, assim eu acho que nesse sentido, pra a mulher, a família pode ser uma desculpa ou uma dificuldade mesmo.* Que elas [...] estão sempre acostumadas a botar a vontade dos outros na frente. (N1)

Mas eu acho, assim, que na maioria, se [o paciente...] pedir pra família, eles ajudam. Às vezes, a barreira está no próprio paciente pedir. Mas não sei te dar detalhes maiores... No seio da família como que é a reação. *Talvez, até alguns sintam pena, né? E, às vezes, dão até coisa errada: "Ah, nós fizemos esse bolo... Coitadinho, vamos dar um pedaço...".* Talvez numa atitude meio assim, sabe? Mas não saberia dizer se é isso que predomina, né? Talvez, quando o paciente vai ficando mais velho... Mas aí, quando ele está mais velhinho, mesmo eu falo: "Olha, tudo bem... No seu caso não tem mais problema... Aniversário, alguma coisa assim...". (M1)

Obstáculos ao autocuidado e autocontrole relacionados à assistência prestada aos diabéticos

Uma comunicação profissional-paciente deficiente

A esfera comunicacional do contato profissional-paciente não foi tão destacada como questão pelas especialistas entrevistadas. Ainda assim, alguns obstáculos foram identificados relacionados à linguagem técnica dos profissionais, que pode impedi-los de alcançar o resultando almejado com seus pacientes. Uma especialista médica reconhece esse campo de problemas ao valorizar a relação da enfermeira e nutricionista com seus pacientes, porque a maior proximidade dessas profissionais na escala social, relativamente aos pacientes, pode permitir que estes sejam "mais verdadeiros" nesse encontro, talvez revelando seus segredos de não "aderência" às recomendações médicas. Essa maior proximidade da enfermeira e nutricionista diz respeito tanto à linguagem utilizada como ao modo de construir as questões tratadas, num discurso menos biomédico e mais próximo do cotidiano e de seus problemas.

Outra dificuldade que eu vejo é a linguagem com que os profissionais, às vezes, até me incluo dentro desse processo... Como é que você aborda a questão do diabetes? Como é que você aborda a questão da necessidade de mudança de comportamento? O que eu vejo muito no [serviço] é que é assim: alguns médicos, né? Até dentistas, profissionais de educação física nem tanto porque já tão mais com a gente fazendo esse processo... mas alguns outros profissionais têm a dificuldade da linguagem. Então, vai falar de [...]: "Porque tem a ilhota de Langerhans...". O paciente olha pra ele e não sabe o que é ilhota de Langerhans, né? *Se você falar em um termo que ele não entende, ele não vai conseguir te entender. Ele não vai chegar onde a gente quer. Então, a linguagem é um dos fatores importantes.* (E1)

Eu imagino que pra diabético tipo 2, em dieta com antidiabético oral, uma parte dessas consultas poderiam ser feitas pela enfermeira ou pela nutricionista. *Nos outros pacientes, que não estão bem controlados, elas podem contribuir no sentido de orientar, de fiscalizar a aderência... Porque esses pacientes são muito mais verdadeiros com a enfermeira do que com os médicos, assim como com a nutricionista.* (M2)

Limitado acesso e má qualidade da assistência

A dificuldade de acesso à rede de saúde, com retorno às consultas muito distante, e a falta de profissionais capacitados para o atendimento dos pacientes fazem que o acompanhamento e o controle dos portadores de diabetes sejam deficientes, com prejuízo para o autocuidado. De modo geral, parte das especialistas fez críticas ao que poderíamos chamar de uma falta de sensibilidade psicossocial dos profissionais diante de seus pacientes.

Não adianta ele [o paciente] *mudar a atividade física, a alimentação, se a medicação não tá sendo suficiente ou satisfatória, né? Então, ele tem que ter um grupo* [profissional] *que possa estar orientando quando ele precisa, né?* Por exemplo, aqui a gente tem paciente que vem agora em maio e vai voltar só em janeiro pra consulta... Pra marcar uma consulta para o ano que vem. *Quer dizer, está ficando muito longe... uma consulta médica de outra consulta.* Tem que sempre falar isso, tem que ter profissional, né? Não só médico, mas o que a gente está tentando fazer é colocar enfermeiro também... [...] *É a falta de sensibilidade* [do profissional] *mesmo, né? Assim, vamos mudar* [...] *pra essa medicação. Se você prescreve uma medicação que é cara, ele não vai tomar. Então, é isso que a gente vê muito, né? A prescrição diferente da realidade do paciente.* [...]. (E1)

Então, eu acho que... o que é mais grave no diabetes é aonde o paciente vai ser acompanhado. Então a gente percebe: *posto de saúde não tem endocrinologista. O clínico, muitas vezes, não está especializado em diabetes. Então... o paciente não tem aonde ser tratado, né?* Essa é infelizmente a nossa realidade. [...] Às vezes, a gente acompanha muitos absurdos que eles até fazem. Só que quando você vai ver é um tratamento infelizmente errado. (N2)

Outra especialista vê como um obstáculo ao cuidado a inadequada orientação prestada pelos profissionais aos seus pacientes, quando não o fazem de forma específica e individualizada como seria requerida numa boa assistência.

A gente percebe... "Você toma a medicação na hora do almoço, na hora da janta, no café da manhã!". Aí quando você vai ver, a pessoa não janta! Então, ela fica sem tomar a medicação ou então ela acha que toma só um leite, não é a janta! Então, *tem essa questão de uma orientação mesmo mais específica em relação aos horários, mas de você perguntar pro paciente! Então, no lugar de você só colocar os horários, você realmente estar checando qual é o horário que ele vai estar... fazendo uso da medicação.* (N2)

Entre a ciência e a clínica: uma leitura do olhar do diabetólogo sobre o autocuidado

Examinemos, inicialmente, o rol de competências à luz das considerações das próprias especialistas ao tratarem das dificuldades de seus pacientes para realizar o autocuidado, como apresentado no tópico anterior.

Um dado chamou nossa a atenção no que se refere ao "rol de competências requeridas": nenhuma das especialistas, coerente com as fontes a que recorremos para a construção do "rol preliminar", incluiu competências que pudessem responder às dificuldades de natureza psicológica e social ao autocuidado. As questões relacionadas a essas dificuldades, no entanto, foram tratadas pelas mesmas especialistas quando puderam falar, nas entrevistas de maneira mais livre e aberta, estimuladas por temáticas que lhes remetiam à vivência clínica com seus pacientes com diabetes. Desses discursos, foi possível identificar os onze obstáculos ao autocuidado, dos quais oito envolveram dimensões de natureza psicológica, social ou relacionadas à assistência prestada. Portanto, em apenas três desses obstáculos não houve referência explícita a esses temas, como pudemos depreender da descrição que apresentamos no tópico anterior.

Podemos ainda olhar o rol buscando dele extrair as questões subjacentes à sua construção, se examinarmos os principais subconjuntos de competências que o conformou. Teríamos, assim, como dificuldades ao autocuidado, implícitas à estruturação do rol, quando o portador desconhece os seguintes aspectos: 1. o que é o diabetes e suas complicações, 2. a importância e como fazer o autocontrole glicêmico, 3. o autocuidado necessário para as complicações agudas e para a prevenção daquelas crônicas, 4. o autocuidado requerido no tratamento e 5. o autocuidado nutricional requerido.

O que, de imediato, chama a atenção para essa listagem é que todas as barreiras, subentendidas no rol, estão relacionadas apenas ao portador, ou seja, dependem apenas dele, de sua instrução a respeito desse tema, como vimos: "conhecer o que é o diabetes e suas complicações", "conhecer a importância e como fazer o autocontrole glicêmico" etc. Já nos obstáculos identificados nas entrevistas, podemos verificar que outras dimensões estão envolvidas, o que inclusive utilizamos como critério classificatório destas, segundo estivessem relacionadas: à própria doença e comorbidades, aos próprios pacientes, à rede de apoio e à assistência prestada aos portadores. Mesmo dentro do subconjunto de obstáculos relativos aos próprios portadores, podemos verificar que outras problemáticas foram levantadas e não se reduziram à "falta de conhecimento sobre a doença e seu cuidado", com a presença de barreiras de natureza psicológica e social.

Há, portanto, um contraste na opinião que as especialistas expressam ao avaliarem e completarem o "rol de competências requeridas" com aquela produzida diante de questões que as remeteram ao seu cotidiano de trabalho. São dois modos distintos de apreensão das dificuldades que envolvem o autocuidado e autocontrole do diabetes na visão dessas especialistas.

No rol, o que predominou foi o conhecimento científico da biomedicina com seu caráter generalizante e sua homogeneidade. Percebemos também uma valorização das situações mais graves da doença, dada à perspectiva mais fisiopatológica de olhar essas questões, como transparece em parcela expressiva de competências requeridas que estão voltadas a essas condições (como as complicações crônicas), pouco aparecendo situações cotidianas mais simples. Como se as únicas dificuldades de viver com o diabetes estivessem restritas àquelas questões de interesse fisiopatológico, então mensuradas pela gravidade de suas potenciais complicações. Nessa concepção parece haver uma forte correlação entre a referida gravidade potencial das complicações crônicas e das medidas de sua prevenção e o cuidado que é requerido do portador. Em outros termos, se o quadro fisiopatológico é difícil e complicado, conclui-se que o cuidado e o tratamento também o serão. Todavia, essa relação é muito mais complexa e não se estabelece com esta linearidade, como veremos, mais à frente, no depoimento dos próprios portadores ao tratarem de suas dificuldades no cuidado-de-si.

Na construção do rol, houve ainda uma maior referência àquelas dimensões que permitem uma maior objetivação da doença, mediante procedimentos de natureza técnica, por exemplo, voltados à aferição e ao controle dos níveis de glicose capilar ou urinária.

Se o saber que orientou o rol (na primeira apreensão dos referidos problemas) é o da ciência biomédica especializada, na segunda aproximação com esses problemas (quando as especialistas tratam mais propriamente de seu cotidiano profissional) quando a assistência passa a ser a referência, é outro o saber aí envolvido. Na prática profissional com o paciente, o que dirige este trabalho é o saber clínico como "mediação entre a ciência e a intervenção, (ao) combina(r) conhecimentos científicos com dados da experiência técnica na arte e ciência de intervir" (Schraiber, 2008, p.212).

Esse caráter híbrido da clínica, que vale tanto para o médico como para as outras profissões de saúde aqui tratadas (nutrição e enfermagem), corresponde à busca por atender às necessidades expressas pelo indivíduo que sofre, devendo a elas satisfazer de modo socialmente adequado, ao mesmo tempo que, com base em conhecimentos técnico-científicos, devem responder à ciência (Schraiber, 2008). Foi especialmente por essa proximidade com o doente, o caso concreto, que as especialistas, ao tratarem de questões que as remeteram a seu trabalho de assistência, apontaram os diferentes obstáculos vividos pelos portadores segundo a experiência clínica que acumularam.

Será, sobretudo, a vivência de cada caso e dos problemas que se apresentam a cada indivíduo o que remete para a peculiaridade de arte com que foi designada a medicina, ideia que tem sido menos valorizado nas últimas décadas, ante a maior importância que tem se atribuído à medicina como prática científica, como bem expressa, por exemplo, o movimento da "Medicina baseada em evidências" ao desvalorizar a experiência como fonte de conhecimento. Todavia, em que pesem tais reorientações, a essência da prática médica segue inalterada e caracteriza-se por um duplo inseparável: "o de ser técnica-tecnológica e o de ser técnica-arte". O que significa que como técnica (prática cientificamente orientada) teria dois polos (só separáveis analiticamente): o de sua aplicação direta (e, portanto, tecnológica) e o da necessária adaptação (e até eventual negação) do que a ciência propõe diante dos problemas trazidos pela vida, o que requer uma arte, uma experiência de quem a faz (Schraiber, 2008).

O valor da experiência aparece no discurso de uma das especialistas ao destacar que seus médicos-residentes "têm certeza [de] que [...] sabem tudo de diabetes [quando chegam à 'endócrino']. Então eles chegam com o nariz empinadíssimo. E eles começam a perceber, muito lentamente, que [...] não sabem nada". Ou seja, sabem tudo sobre a doença, por meio do conhecimento dos livros, mas pouco sobre o paciente, pois falta-lhes a experiência necessária para lidar com o paciente concreto.

A compreensão dessa característica híbrida da clínica ajuda-nos a perceber outro contraste interessante entre o rol e a apreensão dos obstáculos realizada pelas especialistas. Se no rol o que se apresenta é a norma médica, na segunda leitura, mais próxima das referências do cotidiano profissional, o que verificamos foi a dispersão dessa norma diante dos constrangimentos que a vida cotidiana impõe e torna visível a impossibilidade de adoção estrita da norma médica. Esse contraste vai ampliar-se ainda mais quando, à frente, examinamos o discurso dos próprios portadores e verificamos, retrospectivamente, que os onze obstáculos destacados pelas especialistas são, ainda, limitados diante da experiência de quem vive o diabetes.

Em que pesem, todavia, a maior dispersão de problemas levantados no discurso das especialistas, quando tratam de sua vivência profissional, e o maior afastamento da norma médica (em relação ao que observamos no rol), identificamos um destaque daqueles obstáculos relacionados aos próprios pacientes, ou seja, obstáculos centrados em características dos portadores. Ainda que outras dimensões tenham sido incluídas, compondo outros três subconjuntos, estes assumiram um caráter periférico nos depoimentos.

Dentre os obstáculos apresentados, dois foram muito mais destacados nos depoimentos das especialistas e estão dentro daqueles relacionados aos próprios pacientes: "a exigência de empenho e disciplina" e "a falta de conhecimento do paciente sobre a doença e seu cuidado".

No primeiro, há enorme valorização de atributos individuais que garantiriam a efetiva mudança dos hábitos de vida sempre que incorporada às normas médicas. Como vimos, o que se destaca é um estado de espírito, uma vontade que moveria o indivíduo à transformação requerida pela evidência científica. O discurso do empenho e da disciplina, nos termos que se apresenta, aproxima-se daquele do senso comum[4] e da moral "dos bons costumes", como disciplinarização da vida de cada um. Nessa perspectiva, é notória a ausência, nos depoimentos das especialistas, do reconhecimento daquelas dimensões que constrangem "os costumes", ou melhor, forjam nossos hábitos, como o grande estímulo ao consumo de alimentos industrializados por meio da propaganda nos meios de comunicação de massa, os modos de vida nas grandes cidades etc.

Enfim, quando se prescrevem as "mudanças de estilos de vida" a um paciente, o que estamos requerendo dele é que se afaste do que

---

4 Não deve causar estranheza esse discurso do senso comum, pois estudos mostram que os médicos, em sua prática assistencial, se utilizam de concepções leigas junto com conhecimentos científicos formais (Fitzpatrick, 1990).

é padrão na sociedade, do que é "normal", receitando-lhe um comportamento que, embora saudável, o fará diferente dos outros, se os aceitar, como já discutimos no capítulo 1. Daí a enorme dificuldade que é lidar com essas controvérsias para os profissionais de saúde, dado o enorme valor que atribuem ao científico nessa prática. Isso explica a enorme tensão experimentada no trabalho entre a norma médica e as dificuldades de seus pacientes para cumpri-las, ainda que no cotidiano profissional o que se coloca é a aplicação da ciência. A forte tendência dos profissionais para reduzir essas dificuldades de seu pacientes à "falta de empenho e disciplina" parece-nos indicar que, diante desta polarização, entre a norma médica e a complexidade da vida, o que orienta predominantemente a atuação destes é a ciência, como se deslocassem da condição de "curadores"[5] para aquela de pesquisadores na atenção aos seus pacientes.

No que diz respeito ao outro obstáculo – "a falta de conhecimento do paciente sobre a doença e seu cuidado" –, é possível verificar nos depoimentos das especialistas que já existe uma maior compreensão dos limites de uma educação centrada na transmissão de informações para a mudança de comportamento, podendo-se perceber certa transição para uma forma menos "bancária" de pensar a educação.

Coerente com o rol de competências, as especialistas, todavia, valorizam a aquisição de certos conhecimentos como se fossem determinantes do autocuidado realizado, como verificamos, em alguns depoimentos, um destaque a que os portadores saibam a definição da doença etc. Nesses termos, conhecer a doença é saber sua definição, e, por conseguinte, ter-se-ia assegurado um conhecimento de como se vai viver a enfermidade. O que, obviamente, não se dá desse modo, como veremos no depoimento dos próprios diabéticos, no próximo capítulo.

---

5 Utilizamos a palavra curador com o sentido daquele que trata (ou cura) um doente (Houaiss, 2005).

5
O CUIDADO-DE-SI DE QUEM VIVE COM DIABETES

Apresentamos neste capítulo a cartografia dos campos problemáticos e das competências efetivas produzidas, com base nos relatórios dos grupos focais e nas transcrições das entrevistas individuais. Identificamos os campos problemáticos presentes nos depoimentos dos diabéticos e, em cada um desses campos, buscamos reconhecer as competências efetivas eventualmente presentes.

Cartografia do cuidado-de-si: campos problemáticos e competências efetivas

Estruturamos um total de 25 campos problemáticos, agrupados, pela proximidade de temas envolvidos, em cinco dimensões do viver com o diabetes: 1. o adoecer; 2. o cotidiano e o cuidado de si; 3. o cotidiano, o cuidado de si e o outro; 4. o cotidiano, o cuidado de si e a rede social; e 5. o cotidiano, o cuidado de si e os profissionais de saúde. No Quadro 3, dispusemos esses campos para permitir uma visão de conjunto.

Os campos obtidos mostram uma expressiva diversidade de dimensões cotidianas envolvidas, sobretudo se contrastarmos com os obstáculos obtidos nos depoimentos dos especialistas, o que não significa que tenhamos esgotado as possibilidades de reconhecer os problemas interpostos à realização do cuidado-de-si.

Para o nosso estudo, os campos problemáticos conformam situações de vida reconhecidas pelos próprios portadores como difíceis para lidar com a doença, ou seja, obstáculos para levar a vida e o viver cotidiano em decorrência da presença da doença ou de seu cuidado. Diante de cada um desses obstáculos, os indivíduos potencialmente desenvolvem estratégias, modos de lidar e saberes, de distintas ordens, aqui articulados sob a noção de competência. Cabe notar que o campo problemático se expressa também quando a norma (médica) é diferente de um hábito já estabelecido ou de um valor de vida, havendo uma tensão ou dificuldade de realizá-la.

Quadro 3 – Campos problemáticos para o autocuidado e autocontrole identificados na narrativa de portadores de diabetes

I O adoecer
1 A ruptura provocada na vida pelo adoecer.
2 O medo das complicações dos diabetes.
3 O ônus imposto pelo cuidado-de-si requerido.
4 O sofrimento mental provocado pelo adoecer com diabetes.

II O cotidiano e o cuidado-de-si
5 Quando não há sintomas.
6 Quando há comorbidades.
7 Quando há nervosismo e depressão.
8 Quando há um consumo abusivo de álcool.
9 Quando se fica em casa.
10 Quando se trabalha na cozinha ou com produtos alimentícios.
11 Quando a renda familiar é exígua.
12 Quando a dinâmica da vida contrapõe-se à rigidez das normas.
13 Quando o diabetes domina a vida.
14 Quando o desejo dificulta o cuidado-de-si.
15 Quando há complicações e sintomas da doença:
    15.1 O medo das complicações;
    15.2 As crises de hipoglicemia;
    15.3 As crises de hiperglicemia;
    15.4 O incômodo provocado por alguns sintomas e complicações
16 Quando se quer evitar complicações da doença.
17 Quando há medo e dificuldade de lidar com os medicamentos e seus efeitos colaterais:
    17.1 O medo e a dificuldade de lidar com os efeitos colaterais dos medicamentos ou de seu tratamento;
    17.2 O medo de tomar insulina.

III O cotidiano, o cuidado-de-si e o outro
18 Quando se cuida de um outro.
19 Quando se cuida de um doente.
20 Quando se cuida da alimentação dos outros.

IV O cotidiano, o cuidado-de-si e a rede social
21 Quando a família não apoia o diabético.
22 Quando a dinâmica familiar é conflituosa.

V O cotidiano, o cuidado-de-si, os profissionais e os serviços de saúde
23 Quando não há uma adequada comunicação com os profissionais de saúde.
24 Quando há uma descontinuidade no seguimento médico.
25 Quando o intervalo entre as consultas médicas é muito longo.

A análise que fizemos dos campos problemáticos tem um caráter mais descritivo do que interpretativo, pois fugiríamos de nosso objetivo (de mapear as competências e seus campos de geração) empreendê-la nessa perspectiva, em que pese a riqueza simbólica dos discursos.

Os portadores relataram mobilizar diferentes competências, expressas em saberes e habilidades, para lidar com os distintos campos problemáticos que experimentaram em sua vivência cotidiana com o diabetes. Ainda que em poucos campos tenhamos identificado que um sujeito envolveu mais de um tipo de saber numa dada situação concreta, em geral os indivíduos utilizam diversos saberes e habilidades para lidar com um obstáculo interposto em seu dia a dia de cuidado-de-si. Portanto, o conjunto de saberes, identificados em cada campo problemático, permitiu a apreensão de uma diversidade de competências efetivas nessa comunidade de destino. Os saberes que levantamos nos depoimentos foram: o saber, o saber-fazer, o saber-ser e o saber-comunicar.

O *saber* corresponde a uma dimensão mais cognitiva, um conhecimento de que o sujeito dispõe proveniente de diferentes fontes, inclusive de sua própria experiência, como o desenvolvimento de um aprendizado sobre os sinais corporais em variadas situações do viver com diabetes, entre as quais a hipoglicemia. Os portadores apontaram os profissionais de saúde, com destaque para o médico, como a principal origem das informações a respeito do diabetes. A maior ênfase dada ao médico provavelmente reflete o modo dominante de organização da assistência mais centrada neste técnico em nossos serviços de saúde, o que é campo desta pesquisa. A participação em "reuniões de grupos de diabetes" foi muito valorizada em todos os grupos focais realizados, por aqueles que a vivenciaram, ao destacarem: as informações recebidas, a motivação provocada e a possibilidade de "troca de experiências" que se abre diante do interesse comum dos portadores ali presentes. Aqueles com história familiar de diabetes relataram que a convivência com estes entes foi "uma escola" para eles.

O *saber-fazer* (*savoir-faire* ou *know-how*), por sua vez, refere-se a dimensões práticas e técnicas adquiridas de modo formal ou em diferentes vivências e experiências, em situações concretas da vida, inclusive as decorrentes de contatos com os profissionais de saúde. Dentre os "saberes-fazer" que identificamos, nos discursos dos sujeitos deste estudo, em diferentes campos problemáticos estão: saber-fazer o controle glicêmico sem deixar o diabetes dominar a vida, saber adaptar as recomendações nutricionais às condições pessoais e saber se alimentar para dar conta das demandas cotidianas.

Já o *saber-ser* diz, aqui, respeito ao que poderíamos chamar de determinadas habilidades comportamentais e existenciais que correspondem a um conjunto de ações muito particulares, um saber "estar-em-si", tal como poderíamos falar de um "saber-ser" diabético. Envolve uma capacidade de o indivíduo se reorganizar consigo mesmo e com os outros em suas relações sociais, com a emergência de maneiras de ser que envolvem dimensões não só racionais, mas afetivas, emocionais etc. (Levy, 1994). Esse saber foi o mais frequentemente referido entre os diferentes tipos de saberes e o que teve mais destaque em um maior número de campos problemáticos, sobretudo naqueles mais ligados às dimensões comportamentais.

Um outro saber que identificamos nos discursos dos sujeitos foi o *saber-comunicar* como expressão de habilidades de interlocução com o outro em distintas situações em que se busca estabelecer uma relação de entendimento, troca, cooperação ou apoio. Dentre os diferentes saberes, este é o que mais assume características supraindividuais, como destacaremos, em diferentes momentos, na exposição dos campos problemáticos e dos respectivos saberes mobilizados.

As competências apresentadas mostram a diversidade de recursos (cognitivos, comunicacionais, afetivos, existenciais etc.) utilizados pelos sujeitos deste estudo para enfrentar os problemas provocados pelo diabetes e pelo cuidado requerido. Cabe, no entanto, perceber que a riqueza está no indivíduo e em sua capacidade de criação e mobilização desses distintos saberes. A competência assume, muitas vezes, um caráter supraindividual à medida que, no enfrentamento de uma dada situação difícil, participa, apoiando o portador, sua rede de apoio social, especialmente aquela mais próxima – a família.

Esse potencial presente nessa capacidade de os homens produzirem saberes em sua vivência cotidiana pode ser ampliado se pudermos identificar, disponibilizar, partilhar esses saberes e essas competências entre coletivos mediante o estabelecimento de espaços de cooperação mútua, ou seja, a instituição de "coletivos inteligentes".

Examinemos os campos problemáticos vivenciados e as correspondentes competências que identificamos nos relatos dos portadores que participaram desta investigação.

O adoecer

Tornar-se doente, adoecer, é o que integra cinco campos problemáticos relacionados à dificuldade de se reconhecer e aceitar ser portador de uma doença crônica com as características que assume o diabetes. Em razão da expressividade e recorrência verificadas nos depoimentos, dividimos essas dificuldades com base naquilo que provocam: ruptura em relação à vida, medo das complicações e ônus que o cuidado impõe para o portador. Outro campo problemático de viver com o diabetes que valorizamos e mereceu destaque foi o sofrimento mental provocado nesse processo de ruptura, medo e dificuldade de admitir essa condição.

A ruptura provocada na vida pelo adoecer

Embora os participantes deste estudo, tanto nos grupos focais quanto nas entrevistas em profundidade, tenham reconhecido a possibilidade de controle da doença pelo autocuidado, uma parte expressiva relatou o momento da descoberta da doença com um conteúdo dramático, uma ruptura que corta o fluxo normal de sua existência como eles a conheciam até ali; além disso, revelaram não conseguir "aceitar" ou "acreditar no diabetes". Nesses casos, a doença parece sinalizar um futuro comprometido por graves acometimentos como a amputação de membros, a perda da visão e, até mesmo, a morte. Para muitos deles, estar diante de algo novo e desconhecido com a descoberta do diabetes gerou sentimentos de tristeza, revolta, medo, pavor, depressão e iminência da morte. Em geral, após um tempo variável, a maioria dos participantes apontou um processo de ajuste às novas condições de vida, como expresso em diferentes narrativas:

> *Eu não aceito. Eu não consigo aceitar.* Eu fiquei sabendo [há 5, 6 anos] [...] que eu tinha diabetes. Até aí eu não sabia... Mas estava assim 125 [a glicemia] e o médico falou para eu cuidar. Mas como eu trabalho na cozinha em creche, na cozinha fazendo as coisas e sempre comendo, assim... Quando eu fui ver já estava 600, 650. *Até agora eu não consigo acreditar que eu tenho diabetes. Ninguém na família tinha.* [...] *Está duro de enfrentar, viu. Eu não sei por que eu fico nervosa. Até dá dor de enfrentar... Eu fico nervosa, ela já sobe, né?* (GF1, M3)[1]

> *Eu me assustei com o diabetes.* Minha família não tinha. Meu pai, minha mãe não tinha, né? *Tive uma depressão muito grande, né?* [...] eu não sabia que era diabetes... (GF2, H4)

> Até um tempo atrás estava como os outros aqui. *Eu tinha vontade de abandonar tudo, comer de tudo e seja o que Deus quiser. Mas, depois, eu pensei: "É muito mais difícil depois se me amputarem uma perna ou se eu*

---

1 Os trechos dos discursos dos participantes, dos grupos focais e das entrevistas individuais em profundidade são seguidos de uma codificação para assegurar o sigilo da identidade e diferenciar essas técnicas de coleta e o sexo do participante. Por exemplo, GF1, M3 indica mulher (M) participante do grupo focal 1 (GF), enquanto H1, portador homem (H) em entrevista individual. Utilizou-se o código "X" sempre que não foi possível identificar na transcrição o autor da narrativa.

perder a vista do que agora, enquanto tá em tempo de tratar". Então, eu me conscientizei de que a diabete é uma... Que eu vou ter que conviver até quando eu morrer, da diabete ou de um outro problema causado por ela. Mas, enquanto eu puder tratar, eu vou continuar. Eu vou continuar porque eu acho que você pode ter uma vida normal, saudável. Igual eu: tô boa. (GF1, M6)

Ah! Foi duro de aceitar [o diabetes]. [...] *Eu aceitei meio contrariado. Como é que foi aparecer em mim e não apareceu nos outros... entendeu? Os outros não têm e eu agora preciso segurar assim, fazer assim...* Mas, no fim das contas, a gente tem que acabar se conformando, né? Tem que se conformar [...] mas demorou... Uns par de mês. Depois, a família... "Ah... Tem tanta gente que tem, pai. Isso aí, o senhor controlando, ela não... O senhor vai bem. Só precisa controlar e tal." (H1)

Em diversos relatos, o diagnóstico de diabetes não é identificado como momento definido e marcante para o paciente, pois ainda é assintomático ou surgiu em meio a outros problemas ou outras doenças mais graves. Para a maior parte dessas pessoas, a procura por assistência ocorre no momento do aparecimento dos primeiros sintomas do diabetes ou daqueles mais expressivos.

Eu fui diferente. Eu era magrinha, bem magrinha. Aí eu comecei a engordar um pouco, né? Aí eu procurei uma "endócrino" lá em São Paulo. Aí ela pediu uns dez exames. *Aí, quando eu retornei, ela falou assim: "A senhora é diabética?". Eu falei: "Não".* Ela falou: "Então vamos pedir mais duas [glicemias]... porque tá alterado". Aí eu fui fazer esse tal desse exame, de curva glicêmica. *Mas, quando eu voltei com os resultados do exame, eu abri porque acho que... Aí eu achei que tava alterado. Mas a minha mãe, o meu marido, toda a família: "Você tá ficando louca! Onde já se viu? Ninguém tem diabetes. Vai no psiquiatra". Começaram me... tirar da minha cabeça que eu tinha diabetes. E eu não voltei na médica mais*. Aí, depois... Mas eu falava: "Mas eu tenho todos os sintomas de diabetes porque eu sempre gostei muito de ler". [...] Aí eu falava: "Mas eu tomo muita água e tenho muita sede" [...] Água! Meu Deus, eu tomava água e ia ao banheiro. Aí, eu comecei a perder a vista. Aí, pra mim ler tinha que fazer assim [afasta a mão do corpo]; meu braço já tava curto. (GF4, M6)

Eu estou fazendo o tratamento no [hospital...] porque *eu tenho leucemia, né? Isso foi mais difícil, me deu mais tristeza, mas o diabetes, não. Foi normal.* Não tinha ninguém na família que tivesse diabetes e nem tinha convivido com ninguém. (GF, M4)

Nesse campo, foi possível identificar a mobilização de distintos saberes ("saber-ser", "saber-fazer" e "saber-comunicar"), como podemos perceber nos depoimentos que seguem:

• *Saber-ser*
a) Saber dar valor à vida ajuda a enfrentar a condição de portador.

[Estes cuidados que a senhora faz como aprendeu [...]?] Ah, isso aí tudo eu mesmo, viu? Assim... *Eu acho assim, dando valor pra vida, né? A gente quer viver!* [ri] *A gente tem a família, a gente quer viver. Eu tenho na cabeça assim: "Eu quero viver!". Eu sei que um diabético, principalmente, que a gente... Pessoas famosas: "Ah, viu... Não sei quem morreu?". Aí fala o nome e dizem: "Ah, era diabético!". Isso aí assusta muito, né? Eu penso: "Aí, meu Deus. Eu tenho que me cuidá, né?"* [ri]. [...] *A gente tem aquela, vontade de viver...* (M1)

b) Ter esperança na possibilidade de cura do diabetes ajuda a enfrentar a condição de portador.

Olha, de positivo, francamente... Depois da diabetes? Nada! [ri]. *Dentro de mim, o sonho é um dia descobrirem alguma coisa que cure ela. Não é nem por mim, pra quem vem vindo, né? Mais novo. É só o que eu penso.* (M1)

c) Saber enfrentar as dificuldades de ser portador ajuda a aceitar e a realizar o cuidado-de-si.

Quando eu soube, o mundo desabou, né? Parece que eu não tinha mais vontade de viver, né? Alguns dias, né? Mas, depois, passou. [Isso durou] *Ah, bem uns quinze dias. Mas depois foi passando... E aí eu fui encarando... Não adianta, né? Tem que enfrentar.* (M1)

- *Saber-fazer*
a) Saber-fazer o controle glicêmico com o apoio do serviço ajuda a aceitar a condição de portador

> Ah, foi duro de aceitar [o diabetes] [...] Mas, no fim das contas, a gente tem que acabar se conformando, né? [...] *Teve semana que eu vim a semana inteira aqui* [no serviço], *porque estava um pouco alta, estava subindo um pouco. Depois normalizou, eu venho de casa uma vez por semana, depois eu também... Tem umas funcionárias muito boas... Aí, eu chego aí e elas já, eu venho em jejum, eu chego aí faz o examinho aqui no dedo.* Acho que é a mesma coisa quase do que tirá saindo daqui, né? [aponta no braço o local onde é coletado sangue para exames...] (H1)

- *Saber-comunicar*
a) Saber-comunicar para receber o apoio da família ajuda a aceitar a condição de portador.[2]

> [Alguém ajuda a senhora a enfrentar esse medo? Ou a senhora guarda mais no íntimo, não fala muito... ou a senhora divide isso, fala?] Não, eu até evito de falá. Mas de vez em quando aparece o assunto, mas como eu falo, né? *A família ajuda muito, né? Levam, assim, na parte de brincadeira. Começam assim "Olha o diabetes...". Tira um sarrinho entre eles, brincando com a gente. No fim, vira meio brincadeira, né?* (M1)

As pessoas que convivem com familiares portadores de diabetes conseguem perceber mais claramente a manifestação da doença. Apesar dessa convivência e de todos os conhecimentos adquiridos, quando elas se descobrem também portadoras, configura-se, em muitas delas, o processo de ruptura. O caráter afetivo e emocional de ter vivenciado com um ente querido as dificuldades de lidar com o diabetes e, muitas vezes, partilhado do seu próprio cuidado, levou-nos a destacar esse grupo de portadores dentro desse campo problemático. Todavia, não coube considerar essa experiência outro campo de problemas, já que a vivência de ruptura entre o universo do antes e depois do diagnóstico,

---

[2] Trata-se de uma competência supraindividual ao envolver os membros da família.

de questionamento e negação não se diferencia do exposto até aqui, como veremos nos discursos que seguem.

Podemos perceber nos relatos desses portadores que, se de um lado, a vivência com seus familiares com diabetes tornou sua própria doença mais conhecida e os deixou mais atentos aos possíveis sinais de sua identificação precoce, por outro, gerou enorme temor, sobretudo para aqueles que acompanharam trágicos desfechos da doença, como a amputação de membros, a perda da visão ou a morte. Ao mesmo tempo que a história familiar de diabetes gera medo e preocupação nos portadores, leva-os, em geral, a posicionar-se diante da herança genética com fatalismo ou como um destino inexorável. Em oposição à representação do diabetes com o sofrimento de seus familiares e a morte, a realização do autocuidado é exposta como um "despertar para a vida".

Minha mãe era muito revoltada por ser diabética. Então, eu cresci ouvindo aquilo: "Eu não posso comer doce. Eu sou antissocial". *Então, na hora, quando eu descobri, com 27 anos, assustou. Fiquei muito deprimida. Não aceitava muito a dieta, não. Ela foi desenvolvendo. Eu já tive uma artéria aqui obstruída; tive que fazer tratamento* [...] Agora tá controlada. [...] Aí eu acordei para a vida, né? Aí eu parti pra exercício físico, sou acompanhada por nutricionista. Agora é assim: tudo que é bom pra diabetes, eu vou lá. Então, assim, consegui. Já aceito bem, já... Se eu vou numa festa, me conformo de não poder comer tudo aquilo que tem lá. *Mas foi difícil.* Mas agora eu acho que estou numa fase bem de aceitação. *Eu tenho um tio que morreu cedo, por causa de diabetes. Tenho uma tia que ela vivia no hospital. Então, aquilo já ficou na minha cabeça que eu ia ficar nesse mesmo processo. Então, na hora é difícil, né? Depois é que vai entendendo que a gente, cuidando tudo direitinho, a gente consegue... Mas na época foi muito difícil. Um pouco de medo mesmo, acho da doença.* [...] Eu sinto que eu melhorei. Eu aprendi a aceitar a doença, me conscientizar. Me sinto melhor. (GF4, M3)

Eu descobri o diabetes aqui mesmo numa campanha que houve. Eu ia passando e falaram: "Vamos fazer o teste". Até então eu não tinha a menor ideia. Eu tinha hipertensão, mas eu não sabia que tinha diabetes. *Aí eu comecei o tratamento e para mim não foi nenhuma novidade porque eu venho de uma família que tem histórico de diabetes.* Sei qual é o problema que as pessoas têm e eu procuro administrar os problemas, de uma forma que eu possa conviver com ele sem ter qualquer pressão da própria doença. [...] *Meu tio, meu irmão e minha avó foram diabéticos e todos morreram. Minha avó e meu tio perderam a visão. Vendo isso na sua família, você vai administrando os seus problemas. Você já viu a coisa ficando brava, se você tiver consciência, você sabe que está caminhando para lá.* (GF1, H6)

Alguns desses participantes, com história familiar de diabetes, relataram realizar com determinada frequência a aferição da glicemia para identificar o possível aparecimento "silencioso" do diabetes. Quando de sua descoberta, vivenciaram as dificuldades, já citadas, para reconhecer e aceitar sua nova, temida e, talvez, esperada condição. Para esse grupo, o "não descuidar" prévio à instalação do diabetes se limitou à realização desse "exame", sem nenhuma referência à incorporação de outras práticas que pudessem retardar seu aparecimento.

Da família eu perdi a minha irmã de diabetes [...] e você sempre fica com a pulga atrás da orelha. (GF1, H6)

Ah! Eu fiquei muito triste [quando soube do diagnóstico de diabetes]. *Minha mãe foi diabética, minha mãe sofreu muito. Então, eu já tinha muita experiência, né? Porque eu cuidei dela.* Mas é... E a gente por causa disso... Eu até fazia os exame a cada seis meses pelo menos. Eu fazia um exame pra ver se eu tinha, se eu estava com alguma coisa. *Mas o dia que eu fiz e deu... Ah, eu me senti muito mal, chorei bastante... Eu não aceitei não.* Agora, hoje em dia, depois... Eu já... Tem dia que eu até esqueço, né? Procuro não lembrar muito. Porque senão a gente não vive, né? [...] Foi porque a gente, eu já tinha muita experiência através da minha mãe, né? Uma coisa que a gente, né? Hoje em dia está melhor. Mesmo remédio, tem bastante coisa que dá pra gente usar... *Mas minha mãe ela sofria...* [...] *Ela se privava de tudo... Ela se privou de tanta coisa. Ela sofreu muito. Então, eu me pus no lugar dela no momento...* (M1)

[...] *Eu sempre me preocupei muito com o diabetes porque, na família da minha mãe, as irmãs todas tiveram, e minha mãe acabou falecendo por causa do diabetes. Então, eu nunca descuidei, sempre fazia os exames. Eu tinha muito medo, né? Porque é de família. Eu sempre fazia os exames. Até que um belo dia eu fiz e apareceu o diabetes. Era uma coisa assim* que a gente tem pavor de falar este nome, porque como teve a história da minha mãe e fica muito difícil. A minha mãe, graças a Deus, até que não sofreu tanto por causa da doença, mas as irmãs dela... é bom eu nem contar. (GF2, M9)

As competências identificadas nesse campo, embora diversificadas, se concentraram, quase exclusivamente, no "saber-ser".

• *Saber*
a) Saber que o diagnóstico mais precoce do diabetes pode evitar ou adiar o aparecimento de complicações da doença.

> *Minha mãe foi diabética, minha mãe sofreu muito. Então, eu já tinha muita experiência, né? Porque eu cuidei dela. Mas é... E a gente por causa disso... Eu até fazia os exame a cada seis meses pelo menos. Eu fazia um exame pra ver se eu tinha, se eu estava com alguma coisa.* [...] (M1)

• *Saber-ser*
a) Saber esquecer o diabetes ajuda a enfrentar a condição de portador.

> *Mas o dia que eu fiz e deu... Ah, eu me senti muito mal, chorei bastante... Eu não aceitei, não. Agora, hoje em dia, depois... Eu já... Tem dia que eu até esqueço, né? Procuro não lembrar muito. Porque senão a gente não vive, né?* [...](M1)

b) Saber viver sem deixar o diabetes dominar a vida.

> Aí eu comecei o tratamento e para mim não foi nenhuma novidade porque eu venho de uma família que tem histórico de diabetes. *Sei qual é o problema que as pessoas têm e eu procuro administrar os problemas, de uma forma que eu possa conviver com ele sem ter qualquer pressão da própria doença.* [...](GF1, H6)

> Mas o dia que eu fiz e deu... Ah, eu me senti muito mal, chorei bastante... Eu não aceitei, não. *Agora, hoje em dia, depois... Eu já... Tem dia que eu até esqueço, né? Procuro não lembrar muito. Porque senão a gente não vive, né?* [...]" (M1)

c) Saber dar valor à vida ajuda a enfrentar a condição de portador e a realizar o cuidado-de-si.

> *Minha mãe tem diabetes. [...] Ela tem um monte de outros problemas, só que ela não faz nada de esforço para melhorar.* Ela toma medicamento e ela acha que o medicamento é tudo. Ela come de tudo. [...] *Então, a gente está vendo o estágio dela avançado e a gente não quer chegar lá. Quer viver um pouquinho mais.* (GF1, H2)

d) Saber enfrentar as dificuldades de ser portador ajuda a aceitar e a realizar o cuidado-de-si.

> *Eu acho que no começo eu fiquei meio chateada quando a enfermeira falou para mim que eu tinha. Como eu não tinha o que fazer, então eu tinha que enfrentar, né?* (GF, M4)

• *Saber-comunicar*
a) Saber orientar os filhos para a prevenção do diabetes.

> *Semana passada, eu perdi minha sogra. A minha sogra era diabética também, né? [...] É, mas na família dela* [esposa] *é... Praticamente todo mundo tem diabetes, né? É. E... Sei lá, a gente fica preocupado com os filhos, né? Porque eu sou diabético, a avó dela era diabética... Vai saber, não? Eu dou* [recomendação para os filhos] *sim, viu? Pra evitar açúcar, doce, essas coisas... Quanto menos, melhor, né? Agora... Se um dia eles, por acaso, vierem a adquirir essa doença aí, acho que eu vou saber orientar, né? Logo de início. Porque se deixar passar igual eu... Daí vai dançar.* (H3)

O medo das complicações do diabetes

O receio e medo de uma cegueira, da amputação de um membro ou outras complicações do diabetes foram problemas que os participantes referem tê-los preocupado quando do diagnóstico, seja pela experiência prévia com familiares, pelo contato com pessoas de seu círculo de relações ou pela própria expressão do diabetes como doença. Essas questões parecem ter contribuído com a dificuldade que vivenciaram para se reconhecerem como portadores e aceitarem essa nova circunstância. Esse medo das complicações é, às vezes, tão significativo que gera um grande sofrimento mental no momento que se segue ao diagnóstico.

> *Eu fiquei sabendo que eu era diabética com 35 anos.* Ninguém da família, nem da parte do meu pai, nem da minha mãe. Nem dos meus avós. Eu me assustei muito. *Tive depressão, não dormia à noite, tinha que tomar calmante.* [...] Me assustei porque perde a visão, tem que amputar a perna. Tem que tomar remédio todo dia. Muitos remédios. *Assusta muito a gente. Eu fiquei muito abalada.* (GF2, M)

> *A primeira* [coisa] *que eu pensei foi na cegueira, em ficar cego, sabe?* Aí fui correr atrás de uma amiga enfermeira, aqui do [hospital]. Ela falou: "Não é assim. Isso aí você tem que se cuidar, se tratar". Porque eu comia muita carne de porco, feijão [...] (GF4, H2)

> *Eu morava perto de duas senhoras. Uma, inclusive, já amputou... Foi amputando os dedos. Depois teve que amputar o pé. Ela tirou um rim...* [...] *Ela está lá, sofrendo. Já ficou cega, né? Praticamente não enxerga.* É de idade, mas... De ver aquilo, o sofrimento daquela mulher e até o ponto que... Chegou naquele ponto, porque a mulher não obedecia os filhos. Uma filha dela... até é atendente de enfermagem... E a filha queria fazer tudo direitinho e ela não aceitava. E aquela minha comadre lá chupava aquele sorvetão sabendo que ela tinha quase quatrocentos de diabetes. Eu vi que não era certo, né? Falei: "Não... Se eu teimar [...] Eu vou ficar que nem elas". Vai me dar problema futuro, né? *Só a falta da visão me arrepia, só de pensar, né? Porque, desde pequena, que a gente já usa óculos e já sabe o que é que é tirar ele, né? Aí perder mais ainda a visão? É bem complicado, né?* (M3)

Nesse campo, identificamos no depoimento de um mesmo entrevistado a presença de saber-fazer e saber-comunicar como competências.

- *Saber-fazer*
a) Saber controlar a glicemia para evitar sintomas e o agravamento de complicações.

E eu passei a consultar com o [urologista], né? Então, eu citei esse problema pra ele: da impotência. E ele falou: "Olha, enquanto a sua glicemia não abaixar, o senhor vai ter esse problema. Enquanto você não controlar isso aí...". Né? E foi dito e feito mesmo. *Até que eu passei a controlar melhor, então, né? Então já... Resolveu, né? Resolveu em parte, né? [...] Melhorou. Vamos dizer, assim... Melhorou oitenta por cento, né?* (H3)

• *Saber-comunicar*
a) Saber-comunicar-se com o médico ajuda a enfrentar as complicações.

E, eu passei a consultar com o [urologista], né? Então, eu citei esse problema pra ele: da impotência. E ele falou: "Olha, enquanto a sua glicemia não abaixar, o senhor vai ter esse problema. Enquanto você não controlar isso aí..." (H3)

O ônus imposto pelo cuidado-de-si requerido

Em razão do cuidado que será necessário aos diabéticos em diversas esferas da vida cotidiana, a convivência com os limites impostos pela condição de portador de diabetes parece cheia de conflitos, rupturas, questionamentos e inconformismo. As dimensões das mudanças, apontadas pelos participantes, especialmente na alimentação revelam as fissuras entre os universos do antes e depois do diagnóstico, dos doentes e não doentes. A essas restrições do que é fonte de desejo e satisfação, agregam-se o medo e o incômodo provocados pelo próprio tratamento requerido, especialmente quando marcado pela aplicação da insulina.

Eu já me assustei... Eu fui fazer o exame de controle [para verificar possível diabetes], *né? Uma vez por ano eu fazia os exames, né? E até 97 eu não tinha, a partir de 98 eu passei a ter* [diabetes]. *Aí o médico perguntou se eu tinha alguém na família. Na minha família, não. Só tive uma tia paterna que inclusive ela faleceu também e teve muito sofrimento até a morte causado pelo diabetes. Eu não sei por quê, mas eu tinha pavor de insulina, eu falo: "Meu Deus, se eu tiver que depender de insulina, vai ser horrível".* (GF2, M6)

[Com a noticia do diabetes o sentimento foi...] *Mais de tristeza. Porque, aí, tem que cortar um monte de coisa, né? Que a gente come. Mas... Só isso. Um pouco de tristeza.* Mas eu não fiquei assim... com depressão, decepcionada... Não, não. [...] Agora eu estou... Eu já acostumei com a ideia, né? [...] Ah, é um incômodo na vida da gente [o diabete]. *Porque é uma doença que a gente sabe que não tem cura e que incomoda, né? Porque aí a gente vai te que tê muitos cuidados e...* Você restringe uma boa [...] parte da sua vida que você gostaria de fazer, né? Eu acho isso. *Que muitas coisas que a gente tem que cortar* [...na vida] *por causa do diabetes, né?* (M3)

Como que eu diria? *Eu diria que seria uma pedra no sapato* [o diabetes], né? Porque, no meu caso, *a única coisa que me incomoda é o tratamento. Porque eu não tenho sintoma, praticamente não tenho sintoma. Então, por isso é que eu falo que é uma pedra no sapato, né?* Agora... A gente escuta falar aí que o diabetes seria igual um câncer lento, né? Eu acho que, apesar de todo cuidado, algum efeito produz, né? Vamos dizer assim... Com o passar do tempo, eu acho que a gente vai ter que aumentar a dose de insulina, né? Porque é uma... Eu acho que é uma consequência do próprio organismo. Da própria doença. *Uma evolução da própria doença. Porque a gente controla, mas não cura.* Então eu penso isso, né? [...] (H3)

Nesse campo, temos um significativo e diversificado elenco de "saber-ser" mobilizado por vários portadores.

• *Saber-ser*
a) Saber aceitar a condição de portador ajuda a enfrentar e a realizar o cuidado-de-si.

É um problema sério pra mim [o diabetes], *né? Que eu preciso sempre fazer o regime e não faço conforme o necessário. Então, o diabetes é uma coisa que me incomoda, que me preocupa, né? Muitas coisa, muitas coisa que eu quero fazer eu já não faço. Principalmente na alimentação, né?* [...] *É o que eu digo pro senhor, eu preocupo um pouco porque se eu não fizer o regime bem certo... Mas um pouco eu preocupo, né? Que coisa, hein?* [...] *Eu tou aceitando e vou levando, procurando não abusar muito pra ela não arterá muito, não subi muito, né? E, tem que aceitar e...* No meu caso é esse, a preocupação de... quanto mais eu tiver cuidado, melhor é pra mim, né? [...] (H1)

[...] Falo: "Poxa la vida. Eu era assim, assim, depois veio isso, veio depois...". Mas depois já vem a... *Mas eu agora não sou mais criança mesmo, as pessoas quando estão de idade têm que se segurar um pouco, né? Controlar um pouco... Daí a gente se conforma.* [...] *Procuro conformar, controlar ela. Conformar e controlar, nós temos que aceitar, né?* [...] (H1)

Eu não fiquei muito chocada, porque como o meu pai tinha, né? E aí eu tenho um irmão que é mais novo que eu, que também é propenso e sempre tá se tratando, *eu achei que era natural, né? Eu não fiquei muito abalada, não. Só um pouquinho. Porque eu falei assim: "Ah, bom... se é hereditário*[3]*...* [...] *Eu vou tentar me cuidar, né?"* [...] *Ah, a gente fica um pouco, né? Abalada. Porque vai ter que ter um monte de restrições, né? Vai ter que deixar um monte de coisas, que a gente gosta, de fazer.* [...]" (M3)

b) Ter fé ajuda a aceitar e a conformar-se quanto à condição de portador de diabetes.

É um problema sério pra mim [o diabetes], *né? Que eu preciso sempre fazer o regime e não faço conforme o necessário.* [...] *É o que eu digo pro senhor, eu preocupo um pouco porque se eu não fizer o regime bem certo... Mas um pouco eu preocupo, né? Que coisa, hein?* [...] *Eu tou aceitando e vou levando, procurando não abusar muito pra ela não arterá muito, não subi muito, né? E, tem que aceitar e... No meu caso é esse, a preocupação de... Quanto mais eu tiver cuidado, melhor é pra mim, né?* [... Quando rezo...] *Pra mim eu peço quase que o mesmo que pra todos os outros até, né? É pra gente ter um pouquinho de saúde no fim da vida, nos últimos dias da gente aqui na terra, né? Mas não é fácil, a pessoa de idade é difícil ter saúde, né? Mas, Deus dando aceitação, a gente saber aceitar, né? Com paciência, já está bom.* (H1)

[...] *Às vezes eu peço pra Deus me dá saúde pra mim, pra eu poder andar, alguma coisa ajudar a família, os filhos, né? Os meus filhos... O que eu tenho vontade é trabalhar, andar, fazer. Mas, no fim das contas, eu faço. Seja feita a Sua vontade e não a minha.* (H1)

---

3 A hereditariedade, que, para muitos dos portadores de diabetes, gera um fatalismo por seu caráter de determinação, aqui parece facilitar a aceitação de sua condição.

c) Ter esperança na possibilidade de surgirem novos recursos que facilitem o cuidado-de-si ajuda a aceitar o diabetes.[4]

> [...] *Eu tenho esperança que um dia eu pare de tomá insulina. Eu tenho uma certa fé, um certo pensamento, assim. Agora eu tenho confiança porque eu já escutei pessoas falando que estão procurando um remédio* [...] *que não tenha que aplicar injeção, que dê pra tomar pra boca. Daí já melhora mais também, né?* (H1)

• *Saber-comunicar*
a) Saber partilhar experiências com outros portadores ajuda a enfrentar o diabetes.

> *Principalmente, depois que eu comecei vir aqui. Eu me senti muito bem aqui. No Centro Saúde Escola. Com a doutora Maria... Fiz agora um "Grupo de hipertensão". Eu acho que sete ou oito encontros. Foi muito bom. Eu me senti muito bem. Então, essas coisas tá me ajudando, né? Eu falo que... Até o meu marido fala que é besteira tudo isso, né? Eu já não acho. Eu acho que isso me ajuda muito.* [...]
> [E o que é que foi mais importante na atividade de grupo?]
> *Eu acho, assim... O aprender, né? A liberdade, né? De expressão... Que a gente teve com os profissionais. Eu achei que era muito importante. Porque aí era igual, igual, né?*
> [Como assim?]
> *Eles consideravam a gente igual eles. Tanto o médico como a psicóloga. Considerou a gente como amigos e não como pacientes. E foi aquela troca de experiência. Pra mim foi muito bom.* (M3)

O sofrimento mental provocado pelo adoecer com diabetes

A manifestação de um sofrimento mental aparece, para alguns, como uma consequência do trauma que o conhecimento da nova condição provocou, com tristeza, medo, "perda da vontade da viver", depressão e "nervosismo". Para outros, esse "nervoso" explica o próprio aparecimento de seu diabetes.

---

4 Compreendemos "a fé, confiança em conseguir o que se deseja" como a manifestação de uma esperança baseada em fatos da realidade do portador de diabetes.

Assim, o diabetes não sara. Houve muitas mudanças: eu levava uma vida tranquila. *Depois que eu descobri que eu tinha diabetes, separei muita coisa. Deixei muita coisa que eu fazia, passei a não fazer mais. Não tenho mais aquele gosto de viver.* (GF2, H6)

E diabetes tem cura? *Na minha família ninguém tem. Meu pai, minha mãe, meus irmãos, ninguém teve. Para mim foi uma surpresa, sempre tive boa saúde.* [...] Minha mãe sempre dizia que no passado não existia isso aí e o diabetes era considerado doença diabólica. [...] *Normalmente o diabetes é doença do nervoso.* [...] *Eu fiquei bastante preocupado com a notícia. Deu um nervoso. De certa forma por causa disso aí me alterou a pressão.* Agora a pressão está alta. Será que não é o medicamento que me ajudou a subir com a pressão? (GF1, H5)

Como no campo problemático anterior, identificamos aqui a mobilização de diferentes "saberes-ser".

• *Saber-ser*
a) Saber aceitar a condição de portador ajuda a enfrentar e a realizar o cuidado-de- si.

Quando eu soube o mundo desabou, né? Parece que eu não tinha mais vontade de viver, né? [...] *Mas depois foi passando... E aí eu fui encarando... Não adianta, né? Tem que enfrentar.* (M1)

b) Ter fé ajuda a aceitar e a conformar-se quanto à condição de portador de diabetes.

[Falar no diabetes provoca que sentimento?} *Ah, é o meu jeito de ficar um pouquinho meio nervoso, meio preocupado, né? "Olha, eu tenho isso aí, isso não tem cura." Então te preocupa um pouquinho, mas depois a gente...* [...] *Porque a gente vivê um sofrimento e a gente estar sofrendo e não aceitando o sofrimento e sofrendo, é dois prejuízos, né? Então, a gente precisa aceitar e...* [...] *Ah, é fé em Deus* [o que me ajuda...]. (H1)

c) Saber valorizar os novos recursos disponíveis para o cuidado-de-si ajuda a enfrentar o diabetes e a superar o sofrimento provocado.

> *Quando eu soube o mundo desabou, né? Parece que eu não tinha mais vontade de viver, né?* [...] *Mas depois foi passando... E aí eu fui encarando... Não adianta, né? Tem que enfrentar. Mas hoje em dia está mais fácil pra gente viver com ela, né?* [...] *Por causa de tudo que tem, acho que está bem mais fácil.* [...] *Eu não uso tanto, assim, estas coisas. Mas tem... Acho que melhorou bem essas coisas aí. Até chocolate diet... Eu não como chocolate, nem tenho...* [...] *Então, só de ver que tem a gente já fica mais sossegada, né? Se passar vontade, a gente tem o que comprar, né?* (M1)

O cotidiano e o cuidado-de-si

O segundo conjunto de campos problemáticos identificados contém treze diferentes dimensões relativas ao viver com o diabetes e à sua repercussão no cotidiano de seus portadores, especialmente voltadas às dificuldades que se impõem à realização do cuidado-de-si. Esses campos foram articulados em razão da repetição de determinados discursos que indicavam condições que limitavam o autocuidado, como a ausência de sintomas, a presença de "nervosismo", o consumo excessivo de bebidas alcoólicas, a inatividade pela falta de um trabalho, uma atividade laboral em cozinha ou na produção alimentícia e uma restrição da renda familiar. Reconhecemos um grupo de problemas que expressa a tensão presente na rigidez das prescrições dos profissionais de saúde diante do dinamismo da vida cotidiana, o desafio de não deixar que o "estar doente" domine "o seu modo de andar a vida" ao realizar o cuidado e, ainda, não deixar que seu desejo impeça a realização de seu cuidado-de-si.

Outros campos problemáticos referiram-se ao incômodo provocado por sintomas e complicações da doença, à dificuldade de se ajustar no dia a dia para evitar essas complicações e ao ônus decorrente da presença de outros problemas de saúde que limitam a realização do autocuidado.

Por fim, incluímos nesse campo as penosas demandas relacionadas ao tratamento do diabetes, como o uso da insulina e a necessidade de lidar com os efeitos colaterais dos medicamentos.

Quando não há sintomas

Muitos participantes deste estudo apontaram a ausência de sintomas ou sua irrelevância como responsáveis pela eventual ocorrência de complicações e do agravamento da doença em decorrência da não valorização de sua gravidade. O que foi apontado também como motivo para que pessoas de seus círculos de relações (familiares e conhecidos) duvidassem de seu real acometimento pelo diabetes.

O caráter "silencioso" do diabetes os leva a construir analogias com um "câncer" de evolução lenta, por isso insidioso e traiçoeiro. A irrupção de sintomas ou complicações quebra esse silêncio e é motivo para alguns "darem mais importância" ao tratamento.

> *O diabético não tem sintomas, por isso as pessoas não acredita.* (GF2, X)

> Foi difícil. Só que hoje, não. Hoje faz 20 anos. Eu... A gente já tem hoje um esclarecimento maior do que é a doença. *E passei também por uma situação que... quase perdi a minha perna por causa de um machucadinho de nada. Fiquei quase 30 dias internado. Sofri duas operações. E é complicado.* A coisa não é... Eu acho que a pessoa precisava se aprofundar mais do que que é, porque é uma doença bem complicada. Ela não é... É traiçoeira. Muito sensível, é... [...] Eu vejo que, até hoje, pra estourar bolha no pé é uma festa. E demora... Cuida bem, tudo, consegue sarar. Só que... é um problema. É... você tem que ter – como que é? – o triplo de cuidado porque qualquer coisinha, ela é sensível e ela... *Também ela não tem sintoma. É uma doença que ela ataca, por exemplo, os órgãos, assim, você não sente. Quando você percebe...* (GF4, H3)

> Na hora, eu lembro que a reação foi normal. É uma doença, vou tratar, vou cuidar. Depois, com o passar do tempo, que eu fui vendo como a gente tem que cuidar dela. *Eu costumo* – não sei, eu acho que eu tô bem errada – *eu costumo pensar a diabetes como, assim, como um câncer, que vai matando aos poucos, se você não cuidar. Como uma doença que vai te matando aos poucos. Por quê? Porque ela não, ela não... Você não tem sintoma, como* [...] *falou. O sintoma é as vistas, é dor nas pernas, é bolha...* [...]. (GF4, MX)

> *Não sinto nada... Quer dizer, não sinto em termos, né? Porque eu tô com neuropatia diabética. Os pés, eu não sinto, né?* Quer dizer, eu acho que eu acordei muito tarde pra fazer esse tratamento. [...] Não sentia nada. Só comecei a emagrecer, né? E depois que passei a fazer o tratamento, daí comecei a ganhar peso, né? [ri] [...] *Pra falar a verdade, eu não dei muita importância, sabe? Eu não dei muita importância porque não tinha sintoma nenhum, né?* [...] Porque, se eu tivesse encarado com mais responsabilidade, eu acho que eu não teria este problema nas pernas, né? Entendeu? Eu acho isso agora, né? Porque na época eu não... né? [...] *Não, eu não liguei muito, não. Porque, se tivesse algum sintoma violento, assim, então a gente... né? Ia se preocupar mais, né?* Mas é isso aí. (H3)

Nesse campo problemático, pudemos identificar apenas um saber-fazer.

• *Saber fazer*
a) Saber fazer a glicemia capilar ajuda a lidar com o diabetes, mesmo quando não há sintomas.

> *Porque eu não tenho sintoma, entendeu?* Mas o que preocupa a gente é fazer uma glicemia e dar alta, né? Isso preocupa. Então, a gente toma insulina pra manter um nível razoável, né? [Com a insulina...] Ficou mais controlado, né? [...] [O controle da glicemia] *Eu é que faço.* [...] Ah, porque não tem... Não tem muito o que fazer, né? [...] É pôr a fitinha, né? Esterilizar a ponta do dedo, dar uma picadinha e... né? Não tem ciência nenhuma nisso aí, né? Então a gente faz... (H3)

Quando há comorbidades

Em alguns relatos, revelou-se a restrição que a presença de outra doença impõe à realização do autocuidado no diabetes. A referência mais comum parece ser aquela imposta por problemas osteomusculares da coluna ou dos membros inferiores à realização de atividade física. Outras comorbidades da esfera mental que também limitam o cuidado-de-si, como o nervosismo e a depressão, foram tratadas em tópico específico (ver item "Quando há nervosismo e depressão") pela relevância desses problemas no discurso dos diabéticos.

A minha disposição, o meu jeito era de fazer tanta coisa. Mas por causa da coluna... Por causa da diabete eu até fazeria, mas por causa da coluna eu não posso fazer força. Eu não vou operar, eu já falei que eu não tenho vontade de fazer, pegar um bujão de gás lá e trocar e coisa. Mas o médico falou pra mim [...]: "O senhor não pode pegar mais que cinco quilos." Ah, eu pego dez, doze... de vez em quando. Não pode abusar muito, né? Mas a minha... *O meu espírito, o que eu tenho vontade é trabalhar, é coisa, mas não posso. Isso também deixa eu meio nervoso também, né? Mas a gente tem que aceitar, uai.* [...] *É, eu tem época assim que a gente sente bem. Depois, tem alguns dias, semanas, depois que a gente fica um pouco preocupado, meio amolado, né? Meio pensativo, né?* Mas não adianta, a gente tem que entregar na mão de Deus e ir aceitando e ir levando a vida, né? (H1)

Eu podia até fazer [atividade física]... *Eu comecei a fazer lá* [...], *mas eu tenho um problema de artrose aqui... É só forçar um pouco, no outro dia, eu já praticamente já nem ando, sabe? Porque, se eu não tivesse esse problema, eu acho que eu faria todo dia.* Porque minha esposa faz todo dia, né? [...] Tentei acompanhar, mas... Não aguentei, não. Né? [...] (H3)

Uma das participantes apresenta sua trajetória como repleta de sofrimento e que o diabetes apenas veio se somar e não inaugurar. Fez uma longa e detalhada exposição, durante o grupo focal, de seu sofrimento no processo que culminou com a amputação de seus membros inferiores, como complicação do diabetes. Enquanto a maioria dos participantes se esforça para enfatizar uma imagem de resistência e luta, essa portadora reforça a imagem da entrega e submissão.

Eu não pensei nada porque eu já era uma pessoa muito sofrida. Eu já tinha tido... eu já tava com cinco abortos, já. E eu já não sei se é disso, que já vem aquele sofrimento [...] A gente vai ficando... Então, eu não dei... Sempre tratando, né? Mas não... Eu já fiz várias cirurgias, tudo pelo diabetes. Vou falar a verdade. *Não tenho vontade de viver mais. Eu falo pra ele* [esposo, também portador e presente]. [...] *O sofrimento já é muito. Já faz onze anos que estou em cima dessa cadeira* [de rodas]. (GF4, M4)

Nesse campo problemático, identificamos nos discursos a manifestação de um saber-ser mobilizado para lidar com essa dimensão.

- *Saber-ser*
a) Saber rezar e ter fé ajuda a controlar o nervosismo e a realizar o cuidado-de-si.

Eu estava tomando a reposição hormonal, mas aí em agosto a médica me tirou. Falou que eu não precisava mais. *Só que me voltou as consequências que eu tinha da menopausa. Eu estou com insônia, estou dormindo mal, né? Eu fico mais nervosa. Com esse calor todo, deixa a gente meio nervosa, né? Mas... Eu estou tentando* [ri]. [...]
[Como enfrento tudo isso?]
É complicado. É complicado de saber. Não sei se tem um... Se vale a pena falar, *mas eu me apego muito com Deus. Assim como uma religião, né? Como a gente é católico... Eu me apego demais. Eu vou muito à igreja, vou à missa, vou... Sabe? Eu tento... Eu fico, assim... Com essas coisas. Porque...* [isso] *me ajuda.* [Rezo] *Em casa, eu vou à igreja...* (M3)

Quando há nervosismo e depressão

Esse campo foi tomado como gerador de dificuldades para o cuidado por expressiva parcela de entrevistados e participantes dos grupos focais, aparecendo os "nervos" e o "nervoso" como categorias bem frequentes nos discursos. Nessas expressões, há uma variedade de referências a sintomas negativos como o estresse, a raiva, a agressividade etc. Para a maioria dos participantes, o descontrole que o "nervosismo" provoca "não é bom pro diabetes" e faz o "diabetes subir"; para alguns, desregula o controle da dieta. O nervosismo foi visto, por alguns diabéticos, também como um "sintoma" ou um "mal" do próprio diabetes, levando até mesmo a associação do nome diabetes a características diabólicas. A "depressão" apareceu como prejudicial para o controle do diabetes, e, num dos grupos focais, os participantes debateram a respeito das possíveis relações de causalidade entre a "depressão" e o diabetes. Nos depoimentos, o termo "depressão" foi utilizado para expressar os sintomas de tristeza próprios de situações de perda e adversidade. A depressão, na verdade, é a condição mais próxima de "doença", aspecto percebido no debate com o grupo focal.

A gente fica um pouco nervoso por causa do dia a dia, né? Entendeu? *O que acontece no dia a dia. Tem dia que a gente está meio... meio nervoso*, né? Porque eu sei lá... Esses tempos atrás aí, eu sofri um choque muito violento, né? Que foi a respeito desse meu filho [...]. *Então, nessa altura, o estresse, o diabetes sobe*, né? *E, é isso, né? Se o sujeito tivesse uma vida maravilhosa no dia a dia, né? A gente não tem. Tem os altos e baixos, né? Então, eu acho que tudo isso contribui, né?* [...] (H3)

Porque eu estou informada do que eu tenho que fazê. Do que eu tenho que evitá pra ter uma vida melhor. Do que eu tenho que fazê pra minha diabetes não aumentar, né? E, às vezes, eu abuso, né? *Não sei se é na hora da raiva, na hora do nervoso também. Aí, você já procura tudo que tem, do que não pode comê e você vai comê*, né? E é... meio complicado [ri]. (M3)

Inclusive me aposentei mais cedo. Eu tinha, assim, sentia, muitas tonturas, um nervosismo terrível. Ainda sou muito nervosa – acho que é um mal do diabetes. [...] Aquela pressão na cabeça, dor de cabeça direto, um mal-estar, *uma depressão também – que eu não sei se é normal do diabetes, mas todo mundo eu vejo falar... Creio que seja um sintoma do diabético*, né? (GF4, M1)

Eu entrei em depressão também e comecei a pensar: "Eu acho que isso não é bom pra diabetes". (GF4, M6)

Ai eu abusei. Quantas vezes eu fui ao bar e não sei como eu cheguei em casa. Minha mente sumia. *Eu ia para casa por instinto, não sabia. Eu ficava agressivo, agredi minha mulher.* Agredi minha mulher! Não sabia o estava acontecendo, acha que eu estava ficando louco. Depois que um colega me levou ao médico e... *o diabetes dá esses instintos aí.* Porque ela estava muito alta. *Por isso que a doença chama diabetes.* (GF2, H7)

Há, para esse campo problemático, uma diversidade de "saberes-ser" extraídos dos depoimentos e outros saberes, como o saber-fazer e saber-comunicar.

• *Saber-ser*
a) Saber rezar e ter fé ajuda a controlar o nervosismo e a realizar o cuidado-de-si.

Eu sou [religiosa], mas não frequento... Olha, eu sou supercatólica, mas eu... [ri] tendo mais pro espiritismo... Rezo. [...] E, de vez em quando, pelo menos, eu frequento, assim... [...] Se eu pudesse frequentar, eu queria frequentar um templo assim... *Que nem quando a gente tá nervoso. Chega de noite, aí reflete como foi o dia, né?* [...] *Faz bem. Coisa boa, né?* [...] *Ajuda, a gente dá valor pra vida,* né? E se eu pudesse... Um tempo eu frequentei... [...] (M1)

Eu fico muito nervosa. [...] *Isso aí é que eu não sei se tem a ver com diabetes e com pressão alta. Porque... Casada há quarenta anos, né? O meu marido com uma série de problemas e é nervoso. Ele descarrega tudo em cima da gente, né? E eu fico, assim, muito tensa. Então, quando eu fico tensa e nervosa, a minha pressão vai a dezenove,* né? [...]
[Como enfrenta tudo isso?]
É complicado. É complicado de saber. Não sei se tem um... Se vale a pena falar, *mas eu me apego muito com Deus. Assim como uma religião,* né? *Como a gente é católico... Eu me apego demais. Eu vou muito à igreja, vou à missa, vou...* [...] *Eu assisto muito esses canais católicos hoje em dia,* né? *Eu assisto, na medida do possível, quando eu posso.* [...] *Às vezes, tem alguma coisa que alguém fala que ajuda muito. Parece que é pra gente, né? E, a gente fica mais firme,* né? [...] (M3)

b) Acreditar na possibilidade de aprender a se controlar ajuda a buscar estratégias de autocuidado.

[...] *Então, quando eu fico tensa e nervosa, a minha pressão vai a dezenove,* né? A doutora Maria já chegou a me socorrer aqui com dezenove de pressão. Ela falou: "Mas não tinha por quê...". Tinha! *Eu estava nervosa. Então, eu tenho que aprender a controlar tudo essas coisas,* né? Eu não tomo nenhum remédio, né? Nem pra depressão, nem pra... nada, nada dessas coisas. [...] (M3)

c) Saber valorizar-se ajuda a enfrentar as dificuldades de cuidado-de-si.

Eu não sei se essas coisas de nervoso têm a ver muito com a diabetes, com a... [...] *Porque na hora do nervoso, a gente tem mais vontade de comer, a gente fica muito...* [...] *Agora eu já estou* [...] *mais controlada. Mas eu já fui bem pior. De comer que nem uma louca quando tava nervosa.* [...] Que nem o grupo de hipertensão agora, me ajudou muito nesse sentido. *Porque eu achava que eu tinha que fazer tudo pra agradar ele* [o esposo] *e esquecia de mim, né?* [...] *Então eu aprendi, né? Que eu tenho que pensar em mim, também.* [...] O grupo que ajudou. Porque eu achava que eu tinha que seguir aquilo que eu tinha aprendido de quarenta anos atrás. E hoje eu vejo que não [ri]. (M3)

d) Saber aceitar a condição de portador ajuda a enfrentar o cuidado de si requerido.

É um pouco difícil lidar [no dia a dia com a diabetes]. Eu tenho que ter opinião. A insulina... Eu não esqueço de tomá a insulina. Mas a minha vontade é de nem tomá mais, de tanto que... *Tem dia que eu venho aqui no médico, começa a coçar um pouco, já fico meio nervoso, porque eu sou um pouco meio nervoso e já pode ver, ou a pressão ou o diabete sobe. O nervo ataca na gente.* [...] E eu... *A gente tem que aceitar, mas não tem como a gente ter saúde, né? A gente nem sempre pode ter saúde.* Mas com saúde tudo está bom, tudo é fácil e coisa. (H1)

• *Saber fazer*
a) Saber fazer a dieta adequada ajuda a realizar o autocontrole, mesmo quando o portador está nervoso.

[...] *A gente fica um pouco nervoso por causa do dia a dia, né?* [...] O que acontece no dia a dia. Tem dia que a gente está meio... meio *nervoso*, né? Por que? Eu sei lá... Esses tempos atrás aí, eu sofri um choque muito violento, né? Que foi a respeito desse meu filho [...]. *Então, nessa altura, o estresse, o diabetes sobe, né? É é isso, né? Se o sujeito tivesse uma vida maravilhosa no dia a dia, né? A gente não tem. Tem os altos e baixos*, né? *Então, eu acho que tudo isso contribui*, né?

[O que faz pra lidar com isso?]

Ah, eu... Eu mantenho o tratamento, né? [...] Aí a gente... *Eu procuro maneirar o máximo possível em comida, em doce*, né? *Em carboidrato, comer batata, macarrão, essas coisas aí...* Eu não como mesmo, né? Então a gente procura... [...] eu consigo controlar [mesmo nervoso]. Quer dizer, até...

Até diminuo, né? A gente fica até meio sem apetite, né? [...] Mas é... É aí que aparece os altos e baixos, né? Da glicemia, né? (H3)

b) Saber buscar o apoio dos profissionais para o controle glicêmico e o ajuste da insulina quando o indivíduo sente o diabetes descompensar ajuda no cuidado-de-si.

Quando, graças a Deus, quando ela abaixa bastante, logo ela sobe, e, se ela sobe bastante, logo ela abaixa também. *Acho que o sistema nervoso influi nisso aí também, né? Eu sou muito nervoso.* [...] *Eu acho que influi nela um pouco.* Porque eu já conversei com pessoas que a dele [...] é assim. *Quando num choque, alguma coisa que assusta, quando fica nervoso, a pressão e a diabetes descontrolam tudo.* [Aí] *Eu venho aqui... Se eu fiquei nervoso... Então, mede e está um pouco alta. Às vezes, ela* [a médica]*... Se eu estou tomando 30 unidades, põe 35, 40, né? Durante uns dias. Depois normaliza, abaixa outra vez, vai controlando.* (H1)

• *Saber-comunicar*
a) Saber-comunicar-se com o profissional e aceitar o apoio dele ajuda a enfrentar as dificuldades no cuidado-de-si.

Eu não sei se essas coisas de nervoso têm a ver muito com a diabetes, com a... [...] *Porque na hora do nervoso, a gente tem mais vontade de comer, a gente fica muito... tensa, né?* [...] *Agora eu já estou mais controlada.* [...] *Que nem o grupo de hipertensão agora, me ajudou muito nesse sentido.* [...] *como também tinha psicólogo junto, né? Me ajudou muito.* [...] *Ah, eu aprendi a me cuidar melhor* [ri]. (M3)

b) Saber-comunicar para receber o apoio de amigos ajuda a controlar o nervosismo.

Ultimamente está complicado pra eu controlar esses nervos. Às vezes, conversá com alguém que a gente pode, às vezes, confiar, né? Desabafá um pouco e aí dá uma aliviada. [...] *Mas que nem ontem mesmo. Depois que eu soube da história do meu irmão... Minha mãe também está com um problema lá e eu fiquei muito... Parecia que eu estava com uma arritmia cardíaca, de tanto que disparou meu coração. Dava impressão que era o co-*

ração, não sei. E começou o bate, bate, bate... E fiquei assim... Fiquei gelada. Fiquei nervosa, mas... Depois, à tarde, o meu filho chegou e essa moça veio junto; ela é uma pessoa de comunidade. A gente conversou, ela conversou bastante comigo. Aí... Dormi. Razoável. Porque aí, normalmente [quando muito nervosa], *eu perco o sono, né?* [...] *Demora pra dormir. Essa noite* [...] *Eu consegui dormir, depois que eu conversei um pouco com ela.* [...] (M3)

c) Saber-comunicar-se com o profissional e expor seus limites ajuda no cuidado-de-si.

Eu também, comecei na nutricionista e [falei pra ela]: *"Não, não. O que eu tenho vontade, eu vou comer. Então eu vou sair da senhora porque não vai dar certo.* [...] *Vou vim aqui, a senhora lutando pra me ajudar e a minha cabeça não tá aceitando".* Aí ela me mandou [...] fazer terapia, né? *A terapia me ajudou bem porque eu era, assim, nervosa* [ri]. (GF4, M2)

d) Saber-comunicar-se com o profissional e aceitar seu apoio ajuda a enfrentar as dificuldades no cuidado-de-si.

Eu também, comecei na nutricionista e [falei pra ela]: "Não, não. O que eu tenho vontade, eu vou comer. Então eu vou sair da senhora porque não vai dar certo. Eu vou voltar gorda. Vou vim aqui, a senhora lutando pra me ajudar e a minha cabeça não tá aceitando". *Aí ela me mandou* [...] *fazer terapia, né? A terapia me ajudou bem porque eu era, assim, nervosa.* Assim, eu nunca fui de falar. Toda vida com a família cheia de doença. Então, tudo pra mim. E eu nunca reclamei pras irmãs. [...] *Todos problemas, até hoje, que tem na família é comigo. Então eu tentava resolver tudo. Então, a* [terapia] *me ajudou muito. A respiração... Eu ficava tensa porque eu não falava.* [...] *dava o pico da diabetes, da pressão.* [...] [ri]. (GF4, M2)

Quando há um consumo abusivo de álcool

Alguns homens, diabéticos, apontaram o hábito de consumo excessivo de bebida alcoólica, e todos reconheceram que essa prática é prejudicial para o controle do diabetes. Para eles, o mal que o álcool pode lhes provocar é atribuído ao açúcar presente nessas bebidas.

Eu me descuidei muito. Até hoje. Em termos de alimentação, eu já não tenho mais aquela ansiedade ou aquela vontade de descontar isso na comida, *mas a bebida é meia triste. Eu acho que eu sou meio alcoólatra, sabe? Hoje eu gosto de tomar um vinhozinho, uma bebida menos nociva para este caso, ou uma cerveja.* Agora outros tipos de bebida, agora eu já não bebo mais. [...] (GF2, H3)

Naquele tempo, eu bebia quase todo dia, toda noite. E a bebida alcoólica, ela altera. [o diabetes...] Eu media [a glicemia...] ela estava em 120. Bebia umas pingas de noite, na outra semana, eu ia lá, já tava 180. [...] *Se eu continuo tomando* [álcool] *assim direto* [...] *eu começo a sentir a vista escurecer, eu já sei que ela abaixou de novo. Então, eu dou uma maneirada* [...] Eu não sabia, né? Porque eu não comia doce. [...] aí o doutor [...] falou pra mim que o açúcar do álcool é mais forte que o açúcar [de doce...]. *Então, mesmo que a pessoa não goste de doce, a bebida alcoólica é mais prejudicial ainda.* (GF3, H1)

A dieta eu não seguia [no início do tratamento do diabetes]. *Eu tomava... cervejinha, né? Porque eu trabalhei vinte anos em cervejaria, né? Então...* [ri] *Ainda, de vez em quando, eu tomo, né?* [ri] *Então, a gente pegou aquele hábito, né? De tomar. E cerveja... Cerveja é doce, né? Tem açúcar, né? Então... É isso aí.* [...]" (H3)

Nesse campo, reconhecemos dois saberes no discurso de alguns diabéticos.
• *Saber*
a) Saber que as bebidas alcoólicas possuem açúcar e são prejudiciais ao controle do diabetes pode ajudar a reduzir seu consumo.

[...] Eu não sabia, né? Porque eu não comia doce. [...] aí o doutor [...] falou pra mim que o açúcar do álcool é mais forte que o açúcar [de doce...]. *Então, mesmo que a pessoa não goste de doce, a bebida alcoólica é mais prejudicial ainda.* (GF3, H1)

• *Saber-ser*
a) Saber viver sem deixar o diabetes dominar a vida.
[E isso mudou, como é que é?] Mudou, mudou, mudou. Eu diminuí bem a cervejinha, né? Depois que eu mudei de profissão... Então já não

era tão fácil assim tomar cerveja, né? [ri] Então eu mudei. Isso daí foi um hábito, né? Da cerveja. [...] É, depois que eu mudei [de trabalho] é que ajudou, né? [...] [Agora é...] Mais de fim de semana, viu? [...] *No final de semana que a gente dá uma fugida, né? Come uma pizza, toma um vinhozinho, né? Uma cerveja, né? É final de semana que... Que a gente... (dá uma relaxada...) Mas fora isso é o batidão de sempre, né?* (H3)

Quando se fica em casa

A permanência no ambiente doméstico é colocada como fonte de problemas quando associada à ausência de uma atividade laboral. A falta de uma ocupação parece incomodar vários participantes, por dificultar a manutenção da dieta ou simplesmente por tédio, desânimo ou angústia provocados pelo ficar em casa. Ao mesmo tempo, a realização de uma atividade ou um trabalho é vista como uma possível estratégia para vencer essa dificuldade quando a condição de saúde o permite.

É difícil, né? Porque a pessoa, que nem... [...] Eu sou aposentado. Você fica... Se você não arrumar alguma coisa, uma atividade, assim, porque você fica em casa, quer dizer, não tem como a pessoa não ficar, assim, estressada, né? Porque aí, por exemplo, [...] o que você faz? Vai na geladeira, né? Já procura uma comida, né? [...] Mas, se a pessoa tiver saindo, fazendo alguma coisa, ele não tá sempre ali, né, pra... [...] *Quem usa insulina, a alimentação tem que ser mais vezes... Não comer muito, mas mais vezes. Pra evitar, por exemplo, no caso, a hipoglicemia. Só que é difícil. Se você tiver em casa, é terrível.* (GF4, H3)

Inclusive me aposentei mais cedo. Eu tinha, assim, sentia, muitas tonturas, um nervosismo terrível. Ainda sou muito nervosa – acho que é um mal do diabetes. [...] uma depressão também – que eu não sei se é normal do diabetes, mas todo mundo eu vejo falar... Creio que seja um sintoma do diabético, né? E me aposentei aos 47 anos. [...] Só que, em casa, agora, já não me conformo mais. Sabe quando você sente vontade de trabalhar e fazer alguma coisa. Sair daquele... daquela vida cotidiana, porque isso também tá me estressando. Eu não suporto a minha casa; tá sempre tudo tranquilo, tudo quietinho. Sem problema visível. Mas eu me sinto, assim, tão terrivelmente angustiada. É um estado que eu não sei explicar pra vocês. (GF4, M1)

Um "saber-ser" foi reconhecido nesse campo, conforme relato de uma participante.

• *Saber-ser*

a) Saber valorizar a realização de atividades de que o indivíduo goste pode ajudar no cuidado-de-si.

> Eu comecei a fazendo caminhada, com uma amiga. Só que depois, ela parou, eu ia sozinha e desanimou. Aí eu comecei a fazer hidroginástica. Eu fui uns quatro, cinco meses, por aí, também desanimou. Sabe um negócio, quando começa...? *Agora, esses dias, comecei a fazer computação com o meu esposo para ver se a gente faz alguma atividade diversificada e melhora o esquema. Ainda estou indo. Agora inventei uma costura lá em casa pra fazer no meu tempo vago.* (GF4, M6)

Quando se trabalha na cozinha ou com produtos alimentícios

Um das situações que foram relatadas como difíceis para cuidar do diabetes é aquela vivida por quem trabalha em cozinha, em geral como cozinheiro. A natureza desse tipo de ocupação justificou tratá-la em campo problemático separado daquela vivida por diabéticas que cozinham em casa para seus familiares (ver o item "Quando se cuida da alimentação dos outros").

Num dos grupos focais, havia vários homens e mulheres que trabalham ou já trabalharam em cozinha, o que pôs essa questão em destaque, com muitos relatos de extravagâncias e excessos no comer. De maneira geral, reconhecem a dificuldade que o envolvimento com tal atividade acarreta para o controle do diabetes. Outros participantes, com história de trabalho em empresas de produtos alimentícios ou bebidas, também reconheceram esse problema.

> Eu não aceito. Eu não consigo aceitar [o diabetes]. Eu fiquei sabendo em 97, 98. [...] Até aí eu não sabia [...] *Mas estava assim 125 e o médico falou para eu cuidar, mas como eu trabalho na cozinha em creche, na cozinha, fazendo as coisas e sempre comendo assim. Quando eu fui ver já estava 600, 650. Até agora eu não consigo acreditar que eu tenho diabetes. Ninguém na família tinha.* [...] Está duro de enfrentar, viu. (GF1, M3)

É, a dieta eu não seguia [no inicio do tratamento do diabetes]. A dieta eu não seguia. Eu tomava... Cervejinha, né? *Porque eu trabalhei vinte anos em cervejaria, né? Então...* [ri] *Ainda, de vez em quando, eu tomo, né?* [ri] *Então, a gente pegou aquele hábito, né? De tomar. E cerveja... Cerveja é doce, né? Tem açúcar, né?*

[...] *Eu fui açougueiro durante trinta anos, comi de tudo e bebi de tudo* [risada geral]. Não gosto muito de doce. (GF2, H1)

Reconhecemos um "saber-fazer" nos relatos referidos a esse campo problemático.

- *Saber-fazer*
a) Saber fazer a dieta ajuda a realizar o cuidado-de-si.

Eu sou diabético há uns seis anos. [...] *Pode ser que eu tivesse antes, né? E comer tudo o que eu tinha direito eu já comi, sabe? Eu fui açougueiro por vinte anos então comi tudo que se podia pensar. Fazia extravagância mesmo.* [...] Comia só coisas de churrasco. Bife, minha mãe fazia dois assim só para mim. Doce, em padaria, eu pegava um de cada qualidade. E depois, quando eu não conseguia comer mais, eu tomava um pouco de coca para empurrar para baixo. [...] *Agora, de alguns anos para cá, já parei. Doce, eu não ponho mais na boca. Doce, eu consegui parar. Cervejinha, dificilmente eu tomo*. (GF2, H5)

Quando a renda familiar é exígua

Diversos portadores de diabetes fizeram referência à condição financeira como um fator que impõe constrangimentos à realização do seu autocuidado, dado o custo de produtos dietéticos, medicamentos e materiais necessários ao tratamento e controle, como agulhas, seringas, fitas para glicemia capilar etc. Num dos grupos focais realizados, os participantes debateram sobre o preço dos medicamentos, especialmente da insulina, seu peso no orçamento doméstico e a necessidade de acesso gratuito aos remédios. A pequena renda familiar é apontada também como responsável pela dificuldade de realizar uma dieta mais próxima da proposta pelos profissionais, mais balanceada e fracionada.

> Eu não controlo mais o diabetes por questão financeira. Eu ganho pouquíssimo [...] E como que eu vou poder comprar todas as coisas diet, né? É caríssimo. Então, é a vida financeira que faz a gente não poder ter o controle melhor, né? (GF2, X)

> O duro da alimentação é que se a gente vai comer arroz, não pode comer macarrão, segundo a nutricionista. Você não pode comer, por exemplo, arroz, feijão e batata frita. Então se você vai comer batata, é só batata. Se vai comer a mandioca, é só a mandioca. *Então fica difícil. Eu penso assim, vou comprar, vamos supor: frutas. Para uma família grande fica difícil. Se fosse só a gente que usasse tudo bem, mas os filhos também precisam. Vê quanto que fica uma alimentação*. Então eu vou comer uma colher de feijão e uma de arroz. Meu Deus, mais eu ainda estou com fome. (GF2, M6)

> Talvez seja o problema que a pessoa fica um pouco, assim... Mexe um pouco com a pessoa, talvez... A pessoa fica nervosa, né? *A pessoa vem, inclusive, e não encontra, que nem ela falou. A que tomo aí, hoje, essa insulina humana, é brincadeira, custa 37 reais o vidro. Custa 37 reais o vidro! E um vidro não dá. Tem que comprar dois. Vai pegar* [no centro de saúde], *você não encontra...* Tem certas coisas que... *Às vezes, tá mexendo com o sistema nervoso* [...] *da pessoa. A pessoa vem aí e não acha? Sai chutando cadeira, né? É difícil!* (GF4, H3)

> *O problema do controle* [da glicemia capilar] *é o preço da fita*. (GF1, H2)

Reconhecemos dois "saberes-fazer" nos relatos dos portadores referidos a esse campo.

• *Saber-fazer*
a) Saber reutilizar o material requerido para o autocuidado permite não interromper o cuidado-de-si.

> Eu mesmo que aplico [a insulina] [ri]. *Não é difícil. Só que está tendo um problema que quase todas, às vezes, poucas vezes que eu aplico que não sai sangue. Quando eu tiro a agulhinha, sai sangue. Eu tenho... Acho que pode ser, é que a gente, às vezes, usa três, quatro, cinco vezes a agulhinha e ela já fica mais rombudinha e coisa, né?* Aqui [no centro de saúde] é uma vez só e já... E eu, às vezes [...] **se gastar duas agulhinhas por dia, fica caro** [...], né? *Então eu uso mais dias* [...] (H1)

b) Saber adaptar a dieta, quando há restrição financeira, pode ajudar a realizar o autocuidado.

> [...] Porque eu não consegui seguir à risca tudo o que ela [nutricionista] mandava fazer. Era muito rigoroso. Ela queria uma... *Uma dieta de mil e quinhentas calorias.* [...] *Uma que eu não tenho poder aquisitivo pra comer só aquilo que manda. Não posso.* [...] *Tem que comer na base de três frutas diferentes por dia. Eu não tenho. Muito difícil, né?* [...] *Eu tentei adaptar, sim. Da minha maneira. Não comer tanto as outras coisas, mas não é sempre que dá pra comer só o que... né?* Fim de mês, aí, não dá pra ficar fazendo feira, essas coisas, né? É complicado. (M3)

Quando a dinâmica da vida contrapõe-se à rigidez das normas

A dificuldade de realizar o autocuidado, usualmente estabelecido em padrões rígidos pelas prescrições médicas, nutricionais ou de outros profissionais de saúde, foi outro aspecto abordado pelos portadores. Alguns participantes que tentaram "fazer certinho" o tratamento prescrito, especialmente o dietético, perceberam, após algum tempo, a provação em que se viram imersos. Com isso, estabeleceram um outro parâmetro de cuidado mais compatível com uma "vida normal", procurando afastar-se da irracionalidade (ou "loucura") de seguir a prescrição às cegas. Essa dificuldade apresentou-se, em diferentes relatos, num período inicial do tratamento quando o portador buscou perseguir o que lhe foi prescrito.

Alguns veem nas prescrições médicas um excesso de rigidez que torna quase impossível sua realização pelo constrangimento que provocam; parece que essas orientações médicas não consideram uma questão importante: o que fazer quando a pessoa sente fome ou não consegue se adaptar às dietas?

Assim, como no caso da dieta, a importância da atividade física é reconhecida, embora isso não signifique *rigor* quanto ao cumprimento rotineiro dessa recomendação.

Olha, eu comecei o tratamento. Procurei fazer certinho no começo... Muito certo até. Até, nem me sentia bem. Fiquei até meio mal. A gente está acostumada a levar uma vida normal assim... Então, senti muita fraqueza, mal-estar sempre, né? Depois eu fui já, fui deixando mais... *Fui, fui muito rigorosa* [no começo]. [...] *Que a pessoa também se cuidar demais... Que alguns, por exemplo, falam assim que "ou se morre dela ou de fome, né?". Mas não é assim também! Que se cuidar demais é... loucura.* [...] Porque se cuidar demais fica mais ruim ainda, né? Tem que ser uma coisa normal também, não pode ser... Eu penso assim, não sei? [...] Praticamente, eu levo uma vida normal, né? Tem dia que eu até esqueço, mesmo... (M1)

[...] Agora, eu não fico sem comer, não, pelo amor de Deus. *A nutricionista aí, ela falou pra mim: "Ó, seu* [...] *o senhor tem que pegar duas colher de arroz, ovo cozido, um bife e passar na chapa". Eu falei: "Ah, eu vou morre de fome!"* [risos]. *Porque, toda a vida, eu trabalhei em serviço pesado e sempre me alimentei bem, graças a Deus.* "Ah, eu vou morrer de fome. Vai dar uma anemia em mim". Aí a nutricionista falou: "Então, eu não vou nem atender você mais, não vou nem chamar você pra vim" [risos]. (GF4, H1)

É, hoje em dia mudou, mas no começo... [os médicos] *exigiam muito... Dava até... A gente levasse folheto pra casa, pra fazer regime... Mas não era possível comer aquilo. Acho que ninguém fazia. Passava fome! Comer muito pouco, comer quase nada, não comê... Era muita coisa.* Teve... Ah! Eu acho que não vou lembrar quem que era... Eu acho que era a doutora Joana... Faz tempo que ela trabalhava aqui [no centro de saúde], né? Olha, eu não sei se foi ela que chegou a falar... [...] Eu contei que no café eu tomava pelo menos uma xícara de leite... "Ah! Mas não tem que tomar!" Por que é que não tem se a gente tem vontade? "Fica sem leite!" Não é assim, também! É... Aquela [médica] dava um regime muito... [...] rígido, nossa, daquele jeito não é possível. (M1)

Nesse campo problemático, pudemos identificar diferentes saberes (saber-ser, saber-fazer e saber-comunicar) nos depoimentos.

• *Saber-ser*
a) Saber realizar o cuidado sem deixar-se dominar pela rigidez das normas.

Olha, eu comecei o tratamento. Procurei fazer certinho no começo... Muito certo até. Até, nem me sentia bem. Fiquei até meio mal. A gente está acostumada a levar uma vida normal assim... [...] *Que se cuidar demais é... loucura.* [...] *Porque se cuidar demais fica mais ruim ainda, né? Tem que ser uma coisa normal também, não pode ser... Eu penso assim, não sei?* [...] (M1)

b) Saber esquecer (um pouco) o diabetes para não deixar a doença dominar a vida.

Porque se cuidar demais fica mais ruim ainda, né? Tem que ser uma coisa normal também, não pode ser... Eu penso assim, não sei? [...] *Praticamente, eu levo uma vida normal, né? Tem dia que eu até esqueço, mesmo...* (M1)

• *Saber-fazer*
a) Saber se alimentar para dar conta das demandas cotidianas.

Eu sou assim, eu tomo conta da minha casa sozinha, né? E eu gosto de fazer serviço e eu não paro. *Então, se eu também me alimentar muito do jeito que falam que é pra fazer... Eu não aguento!* [...] Então, *eu me alimentando um pouquinho melhor, eu me sinto bem. Não um exagero, né? Mas uma coisa normal*, né? (M1)

b) Saber se alimentar para responder aos "sinais" do corpo.

O que me faz mal é se eu começar a me alimentar pouco, eu sinto fraqueza no corpo. Então. Eu já teve noite que eu levantei uma hora da manhã, uma e meia. *Vou no banheiro, mas estou sentindo fraqueza, esquisito* [...]. *Eu sempre esquento um chá de erva-doce ou um golinho de leite, duas ou três bolachas ou torradas e coisa e como, tem dia que eu como. Porque senão parece que eu não vou conseguir, eu sinto falta, né? Acostumado a me alimentar bem, agora muda, a gente muda a alimentação e coisa, o corpo da gente também acostuma com o jeito da gente, né? Agora, a gente também tem que fazer bem com o corpo também, a gente faça o que for mais necessário, né?* (H1)

c) Saber adaptar a recomendação nutricional às condições pessoais.

> Porque eu não consegui seguir à risca tudo o que ela [nutricionista] mandava fazer. Era muito rigoroso. Ela queria uma dieta de mil e quinhentas calorias. E por mais que eu tentasse, eu não conseguia. Uma que eu não tenho poder aquisitivo pra comer só aquilo que manda. Não posso. Não tem como... [...] Tem que comer na base de três frutas diferentes por dia. Eu não tenho. [...] Eu tentei adaptar, sim. Da minha maneira. Não comer tanto as outras coisas, mas não é sempre que dá pra comer só o que... Fim de mês, aí, não dá pra ficar fazendo feira, essas coisas, né? É complicado. (M3)

- *Saber-comunicar*

a) Saber-comunicar-se com o médico a fim de buscar um regime alimentar adequado às necessidades ajuda a realizar o cuidado-de-si.

> Tem uma médica [...] que me proibiu de tomar café com leite cedo, nem pão... Me deu um regime! Que até meus... Minha mulher falou: "Você vai morrer de fome deste jeito... Só comer verdura, verdura e não pode ser...". Depois eu fui [ao hospital], um médico lá, de um pouco mais de idade, falou pra mim: "Não, esse regime está muito rigoroso. Você pode comer um pãozinho de manhã com café e leite, adoçado com adoçante. E você evita de açúcar, as coisas doce, fritura também...". Porque fritura faz mal... Não faz bem pra ninguém já de idade, né? "Gordura também, você evita. Carne vermelha você não come muito, come pouco. Mais é carne branca, peixe, frango. Mas frango, tira a pele". (H1)

Quando o diabetes domina a vida

Muitos dos participantes deste estudo fizeram referência ao obstáculo que o diabetes interpõe sobre seu modo de viver, muitas vezes levando a doença a dominar o "modo de andar a vida". Os eventos sociais passam a ser evitados por alguns, pela dificuldade em lidar com a privação do desejo. Com uma certa intransigência e inconformismo, adotam uma postura de recusa e mostram, assim, o esforço de ruptura com os hábitos anteriores ao tratamento.

> Em festas eu não vou porque eu não vou lá sofrer, né? Porque é sofrimento. Eu não vou. (GF4, M6)

Meu sobrinho casou. Minha irmã: "Como você não vai!?". Eu falei: *"Eu não vou [...]. Eu vou lá passar vontade? Vai ter o que diet lá? Água? Água eu toma na minha casa".* (GF4, M6)

O que os desafia é a possibilidade de viver sem ser tomado pela doença e realizar um pouco o desejo, o que parece bastante difícil e cheio de contradições. Parece que há uma ideia de castigo presente no depoimento de alguns portadores, associada às restrições impostas pelas recomendações dietéticas. A associação entre controle da glicemia e ingestão de alimentos doces chega a ser pensada como um problema do caráter do indivíduo.

E inclusive, o doutor [...] pediu pra eu comprar o aparelhinho pra controlar todo dia. *E eu não comprei e não vou comprar. Eu tenho o de pressão. Porque eu tenho uma amiga minha [...] e ela é assim: a diabética sem-vergonha. Sem-vergonha!* Por quê? Porque ela media [...] E eu trabalhava em sorveteria com a minha irmã – que contraste louco! *Então, ela media a diabete e vinha na sorveteria. Tava baixa, ela tomava um monte de sorvete. Aí ela falava: "Ai, vou pra casa porque eu tô ficando com a vista embaçada".* E ia e tomava insulina. Então, eu acho que isso é um diabético sem-vergonha porque a insulina abaixa mesmo e dá hipoglicemia. (GF4, M6)

Saber-ser, saber-fazer e saber-comunicar foram mobilizados pelos portadores para lidar com esse campo problemático.

• *Saber-ser*
a) Saber controlar o desejo comendo um pouco do que gosta contribui para não deixar o diabetes dominar a vida.[5]

Ah! Se eu for numa festa eu experimento o que eu gosto. Nem que seja um pedacinho. Eu não deixo de experimentar. Por enquanto, eu me controlo bem. Às vezes eu olho, olho... E dá aquela vontade, eu falo: "Ah! Eu não vou passar vontade". Aí, eu tiro... nem que seja uma mordidinha de alguma coisa. Se é um doce, eu tiro só um pouquinho, mas eu sinto o gosto dele. [...] Eu acho que é um modo de... [...] (M1)

---

5 Ou saber controlar a quantidade do que come sem deixar de passar vontade (sentir o gosto do que deseja para aplacar o desejo)

O que é duro de eu escapar, que está sendo difícil... É eu, às vezes, eu estou com um pouquinho de fome, chego num bar qualquer, num barzinho aí. Às vezes, eu vou no [supermercado] que tem um barzinho... Eu tenho muita amizade com eles. Fritando um pastelzinho salgado, que o que eu mais gosto é pastel. Pastel bem feitinho assim... Aí eu como um pastel. Aí o pessoal fala: "Você não pode comer fritura". Mas um de vez em quando, né? O certo é não comer, mas eu, às vezes, eu não controlo e como... [ri]. Tem alguns que falam: "Morrer nós vai mesmo, rapaz, por que você não come?". Às vezes, num morre e fica sofrendo... [ri]. (H1)

b) Saber assegurar a autonomia contribui para não deixar o diabetes dominar a vida.

Meus filhos pegaram no meu pé [ri]. Um dia, eu falei: "Chega!". Era meu marido, meu filho... Eu ia comer: "Não come!". Então eu tava ficando, assim, neurastênica, né? Um dia eu peguei e falei: "Chega, eu sei da minha vida, eu vou fazer aquilo que eu acho que está certo pra mim". Porque eles ficarem "Não come, não come" me dava mais aquela sede de comer. (GF4, M2)

c) Saber realizar o cuidado para não deixá-lo dominar a vida.[6]

Que a pessoa também se cuidar demais... Que alguns, por exemplo, falam assim: "Que ou se morre dela ou de fome, né?". Mas não é assim também! Que se cuidar demais é... loucura. [...] Porque se cuidar demais fica mais ruim ainda, né? Tem que ser uma coisa normal também, não pode ser... Eu penso assim, não sei? [...] Praticamente, eu levo uma vida normal, né? Tem dia que eu até esqueço, mesmo... (M1)

Eu descobri o diabetes aqui mesmo numa campanha que houve. [...] Ai eu comecei o tratamento e para mim não foi nenhuma novidade porque eu venho de uma família que tem histórico de diabetes. Sei qual é o problema que as pessoas têm e eu procuro administrar os problemas, de uma forma que

---

6 Trata-se de um saber-ser voltado a assegurar um equilíbrio entre o cuidado (as prescrições) e a necessidade de não deixar a doença dominar a vida, pois cuidar demais é ruim!

eu possa conviver com ele sem ter qualquer pressão da própria doença. [...] Meu tio, meu irmão e minha avó foram diabéticos e todos morreram. Minha avó e meu tio perderam a visão. Vendo isso na sua família, você vai administrando os seus problemas. Você já viu a coisa ficando brava, se você tiver consciência, você sabe que está caminhando para lá. (GF, H7)

Não me pressiona no modo de vida, não. Eu encaro... Só pressiona nesse sentido, né? Pelos cuidados que precisa ter. Mas nada que me leve a ficar só pensando nisso. Não. De jeito nenhum. [As recomendações médicas] *Eu não sigo rigidamente, não. Talvez precisasse seguir. Quem sabe, agora, eu tome um pouco mais de responsabilidade. Eu adapto.* (M3)

d) Saber esquecer (um pouco) o diabetes para não deixar a doença dominar a vida.

Quando é doente, às vezes, não pode ficar em cima dela todo dia. Quem vive com a doença, com os exames todo dia, é o médico. Você vai viver com a doença, ali. Então eu tenho que esquecer, eu meio que tenho que esquecer. Só se ficar meio, meio... Aí você vai. Não adianta vir aqui [ao centro de saúde] *cada 15 dias. Furar o dedo todo dia...* (H2)

d) Saber brincar ajuda a controlar o excesso de disciplina e a não deixar o diabetes dominar a vida.[7]

O meu irmão, até que ele se controla bem na comida, tudo. Mas no fim de semana ele toma cervejinha dele e tudo. E eu falo: "Mas não dá reação?". E ele fala: "Ah, mas eu não tomo Diabinese" [ri]. *Ah, ele leva assim na esportiva, viu?* [ri]. *Ah, meu Deus. Eu acho que não deve, né? Tomar... mas homem não se controla muito.* (M1)

• *Saber-fazer*
a) Saber fazer o controle glicêmico ajuda a realizar o desejo para não deixar o diabetes dominar a vida.

---

7 O lúdico ajudando a controlar o excesso da disciplina e a não se deixar tomar excessivamente pela doença.

Eu tenho certeza que a diabetes... A médica falou pra mim que 60%, 70% da diabetes é a boca. Tomá remédio ajuda, mas a boca ajuda muito também a se controlá. *Então a gente, quando abusa um pouquinho, come um pedacinho de doce... Esquenta a cabeça da gente, né?* "Eu não devia ter comido." Mas, às vezes, eu como. *Daí uns dias eu vejo a diabetes... Tá bom... Eu tento levar as coisas. Porque a médica falou pra mim: "Até 120, 125, tá bom, não tem..."*. (H1)

Então, ela media a diabete e vinha na sorveteria. Tava baixa, ela tomava um monte de sorvete. Aí ela falava: "Ai vou pra casa porque eu tô ficando com a vista embaçada". E ia e tomava insulina. Então, eu acho que isso é um diabético sem-vergonha porque a insulina abaixa mesmo e dá hipoglicemia. (GF4, M6)

b) Saber fazer o controle glicêmico sem deixá-lo dominar a vida.

E a orientação que... A orientação seria... Vamos dizer, no meu caso, que eu tenho o aparelhinho, eles recomendam fazer diariamente, né? [...] *Então... eu faço o controle, vamos dizer assim... Toda semana eu faço aquela punção, né? Faço em casa.* Tem dia que dá duzentos e pouco... Tem dia que dá cento e cinquenta e pouco, né? No sábado, agora, deu 184, né? Mas não foge muito disso não, viu? [...] Uma, duas vezes por semana [eu faço o teste], né? A gente tem o aparelhinho lá... [...] *O dia que eu cismo a mão eu faço, né? Não tem dia certo, não. Eu meço a pressão e faço o testezinho, né?* [...] Olha, perceber, assim... *Vamos dizer, tem dia que a gente não se sente muito bem, né? Então, tem a vista meio ofuscada... Então eu faço. Faço os dois. A pressão e o diabete. Pra ver como é que está, né?* (H3)

c) Saber fazer a dieta buscando um equilíbrio entre a norma e a falta do necessário (a fome) ajuda a não deixar o diabetes dominar a vida.

Eu procuro me alimentar assim, normal, né? *Como... Não como muito, mas também não passo fome.* Procuro comer bastante verdura, fruta. Não bastante que eu sei que não pode, né? Mas... Sempre eu intercalo assim, nas refeições. E... *Não deixo de comê um pãozinho* [...] Porque que não dá pra ficar sem estas coisas, né? *Procuro sempre controlar bem estas coisas, mas... Agora falar que eu passo fome, eu não passo. Porque tem gente que faz o regime passando fome, não é possível, né? Eu não exagero, mas também não passo fome não.* (M1)

d) Saber fazer a dieta utilizando os novos recursos dietéticos ajuda a não deixar o diabetes dominar a vida.[8]

Mas hoje em dia está mais fácil pra gente viver com ela [a diabetes], *né?* Mesmo... *Por causa de tudo que tem, acho que está bem mais fácil.* [...] Se precisar de... A gente tem. Eu não uso tanto, assim, estas coisas. Mas tem... *Acho que melhorou bem essas coisas aí. Até chocolate* diet... *Eu não como chocolate, nem tenho... Mas ninguém precisa passar tanta vontade, né? Tá mais fácil. Então, só de ver que tem a gente já fica mais sossegada, né? Se passar vontade a gente tem o que comprar, né?* (M1)

e) Saber fazer o fracionamento da dieta ajuda a controlar o diabetes.

Eu procuro me alimentar assim, normal, né? [...] *Não como muito, mas também não passo fome. Procuro comer bastante verdura, fruta. Não bastante que eu sei que não pode, né? Mas... Sempre eu intercalo assim, nas refeições.* E... Não deixo de comê um pãozinho [...] Porque que não dá pra ficar sem estas coisas, né? Procuro sempre controlar bem estas coisas, mas... Agora falar que eu passo fome, eu não passo. (M1)

• *Saber-comunicar*

a) Saber-comunicar-se com o médico para buscar a satisfação de um desejo ajuda a não deixar a doença dominar a vida.

Quem tem diabetes pode tomar uma cervejinha? [...] *Ah! Eu acho que é gostoso!* [ri] Que antes eu tomava... Quando a gente fazia um almoço junto, eu tomava assim um ou dois copo, né? Então, eu tomo Diabinese, eu não posso. Se eu tomar um pinguinho. Parece até que você vai... Nossa! Eu não posso. *Eu acho até eu vou pedi pra médica trocá* [o Diabinese] [...] (M1)

Quando o desejo dificulta o cuidado-de-si

Outro campo problemático que identificamos nos depoimentos, dos portadores de diabetes que participaram desta investigação, foi a

---

8 Saber fazer a dieta utilizando produtos *diet* e *light*.

dificuldade de controlar a vontade e o desejo diante da necessidade de realizar o autocuidado e autocontrole. Os alimentos doces parecem ganhar destaque como fonte, ao mesmo tempo, de desejo e proibição. Alguns participantes veem como um sintoma do diabetes a "atração" que os diabéticos sentem pelo que é doce, enquanto outros relacionam o aparecimento do diabetes ao hábito de comer doce.

Na opinião dos participantes dos grupos focais, ficou evidente que o controle da dieta é um dos procedimentos mais difíceis de ser seguido, embora seja consensualmente reconhecido como "muito importante". Alguns participantes dos grupos focais, ao tratarem desta fonte de prazer – o comer –, falam de uma forma bem humorada, provavelmente pela cumplicidade com os outros portadores em relação a possíveis "deslizes" cometidos e explicitados durante o encontro. Também nas entrevistas são frequentes os comentários a respeito da dificuldade em manter a dieta prescrita, e o controle do desejo por certos pratos, sem dúvida, constitui uma das principais preocupações dos portadores de diabetes.

A privação de alguns alimentos e bebidas é, às vezes, sentida como um "castigo" que lhes foi imposto. Uma situação que foi percebida como perturbadora para regular o desejo é aquela encontrada em festas, casamentos e eventos sociais, tanto pelas comidas "proibidas" como pela insistência dos amigos para que dessem uma "escapadinha" na dieta. Os amigos e parentes, neste ponto, aparecem como personagens que dificultam o seguimento do tratamento.

Fechar a boca é difícil. (GF4, H3)

Agora, a minha diabetes talvez fosse controlada, mas sou teimosa. *Eu não passo vontade de comer doce. Controlo bem, mas o dia que eu tenho vontade, eu vou lá, faço e como.* Porque, sempre, a minha opinião foi: "Eu vou morrer mesmo de qualquer jeito, então...". A minha mãe era diabética e tinha essa mesma opinião. *Eu até falo que tem um diabinho dentro de mim que fala: "Coma!"* [ri]. [...] *Mas eu sou meia teimosa. Por isso que ela não é bem controlada.* (GF4, M2)

Porque no começo eu me privava de tudo... com fome, né? Eu até falei: "Isso não é viver!". Dava uma tristeza na gente... Já que morre mesmo... *Eu não passei muita vontade, né?* [ri] *Eu senti o gosto de alguma coisa, porque...* (M1)

Agora eu acho que ela [a diabete] *também, ela atrai pelo doce, estas coisas... Ela não atrai? A própria doença? Eu acho, porque eu vejo que quem tem diabete, a maioria tem tendência pra doce.* Minha mãe [que tinha diabetes] tinha loucura por doce. Eu não sei. Por que falta...? Por causa do remédio? Ele tira todo o açúcar... Que jeito que é? [...] *Porque eu sofro demais por doce, né? Tem dia que eu estou bem assim...* Eu até evito de ter em casa, porque, se tiver, eu começo a querer pegar um pedacinho, e a gente pega mesmo. (M1)

Eu era muito comedor de doce, será que é porque eu comia doce? Acho que não, né? Que eu não tinha diabetes, apareceu ni mim. *Sei lá, agora eu passo uma farta de comer doce, nem quera sabê. A gente gostar de uma coisa,* né? (H1)

Atrapalha só a gula da gente porque, de vez em quando, eu desando. Depois eu passo mal e falo: "Ai!!". Parece criança, né? A pessoa diabética. É o que ela falou: "Quanto mais falam que a gente não pode, mais vontade a gente tem". (GF3, M2)

Temos uma variedade de saberes – saber-ser, saber-fazer e saber-comunicar – mobilizados pelos portadores para lidar com esse campo problemático.

• *Saber*
a) Saber perceber os "sinais do corpo" ajuda a ajustar o desejo à necessidade de cuidado.

Com o tempo a gente vai aprendendo a conscientizar o que é permitido. *A gente até pode passar do limite, mas que a gente sabe que abusou, a gente sabe. A gente sabe até onde pode ir, daqui para frente a gente não pode ir. Se você passa o limite. A diabetes me dá tontura, me dá uns tiques nervoso.* (GF2, H7)

• *Saber-ser*
a) Saber realizar o desejo procurando compensar o que excedeu à norma.

Eu nunca mais coloquei uma colher de cerveja na boca, nunca mais. Fazia churrasco uma vez por semana, parei também. Parei com açúcar. [...] *Mas quando a gente vai em festa, eu sei que a gente exagera um pouco. Mas quando a gente vai em festa, no outro dia você não pode fazer aquelas refeições normais, tomar café.* [...] (GF2, H7)

b) Saber esquecer o que gosta para vencer o desejo.

Eu gostava muito de vinho. Vinho eu nunca mais tomei. Eu passo vontade dessas coisas, né? Mas outro dia nós fomos no [mercado] e vimos um vinho lá que é pra diabético... E ele [o esposo] falou: "Compra!" *Mas agora eu já até esqueci de vinho, eu nem quero. É coisa muito forte, né? Eu passo sem estas coisas.* (M1)

c) Saber dissimular o desejo para não comer o que gosta ajuda a realizar o cuidado-de-si.[9]

O mais difícil é ficar mesmo sem comer o que gosta, né? Tem muita coisa que eu faço de conta que eu não gosto [ri]. *É, faço de conta que eu não gosto.* [...](M1)

[...] O que eu mais tenho cuidado é com o doce, é com o açúcar. *Mas, às vezes, a gente dá uma abusadinha, a gente fica com aquilo na consciência. O certo meu é não ter comido. Eu preciso é me dominar...* Eu não posso, eu não posso, uai. Procuro disfarçar e fazê que já passou, né? Do doce... mas não é fácil, não. Que nem eu que tenho um apetite desgraçado e coisa. E a médica falou pra mim, que essa coisa, esse apetite, eu querer comer um monte de coisa, é por causa da diabete mesmo. Tem diabete que diz que dá fome na pessoa. (H1)

d) Saber evitar o que gosta para vencer o desejo e realizar o cuidado-de-si.

Meu marido come doce porque [...] ele era alcoólatra. É alcoólatra. E, quando se abstém do álcool, tem que comer doce. *Então, tem bombom – pode ver na minha casa – tem bombom, tem as coisas em cima da mesa.*

---

9 Saber fazer de conta que não gosta do que de fato gosta, ou seja, autoiludir-se para vencer o desejo, o que é conhecido na psicologia como dissonância cognitiva.

Mas eu procuro – na hora que eu olho aquilo ali, eu procuro ir tomar um copo, um pouco d'água, ir comer uma fruta. (GF4, M6)

Em casa, às vezes, eles faiz bolo, às vezes, e eles fala: "Come um pedacinho, pai, come um pedacinho". "Não, se eu comer um pedacinho, eu vou comer um pedação." Então, eu já não como. (H1)

[...] Porque eu sofro demais por doce, né? Tem dia que eu estou bem assim... Eu até evito de ter em casa, porque, se tiver, eu começo a querer pegar um pedacinho, e a gente pega mesmo. (M1)

Sei lá, agora eu passo uma farta de comer doce, nem quera saber. A gente gostar de uma coisa, né? A mulher, às vezes, nem faz muito bolo, essas coisa em casa... Pra não ver... [...] Mas o dia que ela faz um bolo lá que não é com açúcar diet... Eu falo: "Eh! eu vou só olhar vocês comer" [ri]. Mas nem sempre pode fazer, né? Com o açúcar diet. (H1)

e) Saber evitar o que gosta, não indo a festas, para vencer o desejo e realizar o cuidado-de-si.

Bolo! Eu gosto do bolo dessas festas, esses bolão assim. Eu já procuro escapar daqui e dali. Às vezes, vem alguém lá, alguém com um pratinho e um pedacinho de bolo. "Esse pouquinho não vai fazer mal pro senhor, vô!" O senhor pai e coisa: "Um pedacinho só, depois, não é sempre e tar...". Mas depois eu fico bem pensando, né? [ri] Eu fico, eu não vou muito em festa por causa disso, né? Sempre tem uma cerveja, sempre tem um bolo, tem um doce, ou coisa. [...] Eu evito um pouco. [...] É, só se for muito membro da família e coisa, daí a gente vai, né? Mas se for da família, aí você já compra um guaraná diet e coisa. Se tiver um doce, vai com açúcar diet, então daí... Agora, se é numa festa de amigo e coisa, eu evito de eu ir. (H1)

f) Saber controlar o desejo não fazendo o que gosta.

Só deixei muita coisa do que eu como e que eu não posso mais comprar... Ah, antes, eu fazia muito bolo, muita massa, sabe? Eu evito de fazer. Eu até faço porque os netos comem... Mas eles que não querem que eu faça, né? [...] Ela [a filha] fala: "Mãe, o dia que der vontade, eu compro. Não precisa fazer". Então eu evito de fazer, de comprar. A gente dá um jeitinho, passa bem. (M1)

g) Saber controlar o desejo comendo um pedacinho do que gosta ajuda a realizar o cuidado-de-si.

Às vezes eu olho, olho... E dá aquela vontade, eu falo: "Ah! Eu não vou passar vontade". Aí, eu tiro... Nem que seja uma mordidinha de alguma coisa. Se é um doce, eu tiro só um pouquinho, mas eu sinto o gosto dele. [...] Eu acho que é um modo de... [...](M1)

"Hoje, vocês vão me desculpar, mas hoje eu vou passar vontade, eu vou até sair e não vou comer." Mas, tem vez que eu pego um pedacinho – num como um pedaço grande –, eu como uns pedacinho pequeno... [...] A gente tem que ter bastante opinião, né? (H1)

Mas aí, de vez em quando, você faz um doce caseiro lá, um docinho... Aí... Pelo menos uma ponta de colher eu... Ainda hoje, eu faço isso, né? Eu coloco na boca. Mas se for pra sentar e comer! Eu não faço. Isso eu não faço. (M3)

• *Saber-fazer*
a) Saber fazer a dieta ajuda a realizar o cuidado-de-si.

Eu estou evitando, né? Ao máximo a... o açúcar, né? Que é o básico. As frituras, né? Não é sempre que dá pra controlar tudo, mas eu tento, né? E fazendo as caminhadas, né? É o que eu estou fazendo. (M3)

b) Saber comprar alimentos mais adequados às recomendações nutricionais.

Uma carne assada gorda, aí, coisa. Eu não como carne gorda, mas... graças a Deus eu gostava muito. E... já compro um patinho, esses pedaços magros mesmo. Porque, se eu comprar um pedaço que tem gordura, a mulher já tira toda a gordurinha mesmo. Só carne... Eu acredito que essa carne vermelha não faz mal, mas... (H1)

c) Saber utilizar alimentos *diet* ajuda a controlar o desejo e a realizar o cuidado.

Mas se for [festa] da família, aí você já compra um guaraná diet e coisa. Se tiver um doce, vai com açúcar diet, então daí... Agora, se é numa festa de amigo e coisa, eu evito de eu ir. (H1)

e) Saber utilizar bebida sem álcool ajuda a controlar o desejo e a realizar o cuidado

> *Ah, eu um pouquinho mudei, sim. Controlar um pouquinho mais, porque bebida alcoólica eu não estou tomando. [...] Eu não estou tomando, a não ser uma cervejinha, de cada oito dias, sem álcool. Porque tem a cervejinha sem álcool, eu perguntei pro médico, ele falou: "Não, de cada oito dias...".* (H1)

• *Saber-comunicar*
a) Saber-comunicar para receber o apoio da família ajuda a controlar o desejo e a realizar o cuidado-de-si.

> *Sei lá, agora eu passo uma farta de comer doce, nem quera saber. A gente gostar de uma coisa, né? A mulher, às vezes, nem faz muito bolo, essas coisa em casa... Pra não ver...* (H1)

> *Uma carne assada gorda, aí, coisa. Eu não como carne gorda, mas... Graças a Deus eu gostava muito. E... já compro um patinho, esses pedaços magros mesmo. Porque, se eu comprar um pedaço que tem gordura, a mulher já tira toda a gordurinha mesmo. Só carne... Eu acredito que essa carne vermelha não faz mal, mas...* (H1)

Quando há complicações e sintomas da doença

Nesse campo problemático, incluímos o medo das complicações do diabetes, o incômodo provocado por alguns sintomas do próprio diabetes, de suas complicações ou de seu tratamento, e as dificuldades para lidar com alguns sintomas, como a hipoglicemia e a hiperglicemia.

O medo das complicações

O medo das complicações já apareceu como uma dimensão que, no momento do adoecer pelo diabetes, dificulta a sua aceitação e pode gerar sofrimento ao portador. Para muitos participantes do estudo, esse medo permanece como um campo problemático, e vários deles fizeram referência ao medo ou receio da manifestação de alguma complicação ou de um desenlace negativo do diabetes. Esse medo, muitas vezes, decorre de uma experiência pessoal com familiares, conhecidos ou de sua própria vivência com o aparecimento de alguma complicação. Os depoimentos são marcados pela insegurança diante de uma futura progressão da doença e pelo presente repleto de histórias conhecidas de amputações, perda da visão, impotência sexual, necessidade de realizar hemodiálise etc.

> *Tem muita coisa que eu me cuidava, que eu lembrava do que ela [a mãe] passou [com o diabetes]. [...] Qualquer sintoma diferente a gente já se lembra do que deu nela. Isso aí, a gente fica com isso, por mais que não esteja... Porque tem medo.*
> [Ajudou ter vivido essa experiência com sua mãe?]
> Ah, ajudou. *Ajudou, mas que a gente está sempre meio com medo, está sim.* (M1)

> *E também tem um conhecido nosso aí que a gente fica meio... Meio impressionado quando vê, sabe? [...] Tem outra amiga nossa lá, que é amiga da família, amputou as duas pernas. Então... Diabetes, né? A gente fica meio esperto com isso aí, né? [...] É um negócio bem desagradável, né? [...] Uma festa, ela não vai, né? Ela se... se retrai, né? "O que é que eu vou fazer lá, sem as duas pernas?" Então, ela praticamente não sai de casa. E, tudo isso, eu acho que marca um pouco a gente, né? [...] Porque eu já tive um probleminha aqui... Até, eu vou mostrar, que foi difícil de fechar aqui, né? Olha aqui, né?* [mostra a perna] *[...] Olha, pra ser bem sincero, eu fui bem relaxado, viu? Ah, eu abusava, né? Abusava um pouco, não... Não levei a sério, assim, o tratamento, né? Então, a glicemia era muito inconstante, né? Uma hora estava lá em cima, outra hora estava aqui em baixo, né? E foi assim, né? E ainda hoje dá umas fugida boa, viu? Não é? Mas a gente procura controlar ao máximo, né? [...] As orientações [médicas] a gente procurava seguir, né? Mas o que mais me preocupou foi a impotência mesmo, né? Se eu não me regrar aqui, eu não sei o que vai ser, né? E, foi isso aí, né?* (H3)

Nesse campo, pudemos identificar, nos relatos dos portadores, a mobilização de distintos saberes, como o saber, o saber-ser e o saber-fazer.

• *Saber*

a) Saber quais são as medidas requeridas para o autocuidado com os pés.

[...] *Tem um vizinho da minha mãe ali, um rapaz saudável. Precisou amputar a perna.* [...] *Então... Diabetes, né? A gente fica meio esperto com isso aí, né?* [...] *É, a gente procura, né? Não bater, não...* [...] *Enxugar bem o pé após o banho, né? A gente toma esses cuidados básicos aí pra evitar um...* [...] *Então eles recomendam pra usar um calçado macio, né? Não um calçado apertado... Enfim, tomar o máximo de cuidado, né?* [...] *Eu procuro enxugar bem o vão dos dedos, tudo certinho, né? Isso é diariamente, no banho a gente faz isso daí.* [...] (H3)

b) Saber perceber os "sinais do corpo" ajuda no cuidado-de-si.

[...] *Eu tinha o aparelhinho, mas aí a fita ficou muito cara e eu perdi o aparelhinho, mas eu sinto quando está alta e quando está baixa. Quando está baixa, eu sinto tipo uma coisa no olho, tipo um ponto cego assim* [...]. *Eu como um doce, uma fruta, daí eu começo a me recuperar, um pouquinho. Aí eu paro dois dias de tomar o remédio.* (GF2, H4)

• *Saber-ser*
a) Saber brincar com as situações difíceis ajuda a enfrentar o medo das complicações do diabetes.

Eu tenho amigos que não têm diabetes, mas têm colesterol alto, têm não sei o quê. Então, na faixa que a gente está... Na idade, sempre alguém alguma coisa tem, né? [...] *Que a gente teve uma época muito boa. A gente tinha os amigos, combinava algum churrasco, a gente comia...* [...] *Aqueles dias era gostoso, né? E, hoje em dia pra uns não pode por causa disso, outro não pode por causa daquilo. Às vezes, a gente tira até sarro por causa disso aí, viu?* [ri] *Ah, meu Deus! Vira piada!* [...] *A gente leva numa boa, não adianta, tem que tratar meio na esportiva mesmo.* (M1)

b) Ter consciência de que tem que enfrentar as dificuldades que a doença impõe.

Eu penso assim. Se um dia eu tiver um problema de rim [...] *É uma coisa que a gente sabe que é diferente dos outros, né?* [...] *Que ele vai atacando os órgãos... Isso daí a gente sabe, né? E uma pessoa que não tem isso tem mais facilidade de se curar. A gente sabe que pra gente é mais difícil.* [...]

Eu, principalmente, eu tenho isso daí comigo. [...] *Ah, incomoda bem, eu queria não tê que pensa nisso, mas como eu tenho, a gente pensa, né?* [...] *Quando eu penso, eu digo assim: "O que é que eu vou fazer, eu não queria, mas eu tenho...* [ri] *Tem que enfrentar, né? Não adianta".* (M1)

c) Ter esperança na cura ajuda a enfrentar o medo das complicações.[10]

[Ajudou ter vivido essa experiência com sua mãe?]
Ajudou, mas que a gente está sempre meio com medo, está sim. E, agora eles estão fazendo muita pesquisa, muita coisa, com o tempo acho que vai ter, né? Não pensando, assim em mim... Mas quanta criança, apesar que daí é outro tipo, né? Chegar com o tempo, se tivesse cura, não? Seria tão bom. Dá um dó ver, às vezes, uma criança com este problema, não poder fazer o que os outros... Vai num aniversário, vai num... Não pode comer, é duro. (M1)

• *Saber-fazer*
a) Saber cuidar dos pés ajuda a evitar complicações.

[...] *Tem um vizinho da minha mãe ali, um rapaz saudável. Precisou amputar a perna.* [...] *A gente fica meio esperto com isso aí, né?* [...] *É, a gente procura, né? Não bater, não... usar calçado, enfim... Enxugar bem o pé após o banho, né? A gente toma esses cuidados básicos aí pra evitar um...* [...] *Porque a maior parte do tempo eu uso sandália, sabe? Não uso sapato. Uso sandália.* [...] *Não um calçado apertado... Enfim, tomar o máximo de cuidado, né?* [...] (H3)

• *Saber-comunicar*
a) Saber partilhar com amigos a vivência das restrições ajuda a enfrentar o diabetes.

Eu tenho amigos que não têm diabetes, mas têm colesterol alto, têm não sei o quê. Então, na faixa que a gente está... Na idade, sempre alguém alguma coisa tem, né? Então, quando se encontra cada um fala dos... [ri]. *No fim,*

---

10 A esperança inspira coragem para superar o medo. O ver-se no outro (a criança portadora).

um tá controlando pra isso, outro pra aquilo. A gente começa a lembrar... "Que bom que era naquele tempo, num é essa 'veíce' aqui, né? Não tinha nada disso, né? Fazia e comia e bebia". Não tinha nada, né? [...] Às vezes, a gente tira até sarro por causa disso aí, viu? [ri] Ah, meu Deus! Vira piada. [...] Ah, lido numa boa, eu digo: "Isso aqui não é...". A gente leva numa boa, não adianta, tem que tratar meio na esportiva mesmo. (M1)

b) Saber-comunicar para receber o apoio de familiares ajuda o cuidado-de-si.[11]

[...] Eu procuro enxugar bem o vão dos dedos, tudo certinho, né? Isso é diariamente, no banho a gente faz isso daí. Mas fora disso é... *De vez em quando, a minha mulher que passa um creme, né? Porque resseca. Passa um cremezinho aí, né? Isso aí.* (H3)

As crises de hipoglicemia

De acordo com os participantes, quase todos já sofreram crises de hipoglicemia e descrevem os sintomas e o desconforto físico extremo pelo qual passaram. Alguns referem grande temor diante da possibilidade de uma nova crise. A maioria dos portadores desenvolve uma capacidade de reconhecer o aparecimento da hipoglicemia, com um refinamento de suas percepções corporais, e passa a adaptar o tratamento (em geral, comendo mais e/ou reduzindo a dose de insulina) e a incorporar práticas para evitar sua ocorrência ao longo do tempo.

Então, eu tenho mais medo da hipoglicemia do que do diabetes. [...] Eu tenho, independente da alimentação. Tá tudo controlado. *Às vezes, eu termino de almoçar, uma hora e, às vezes, me dá* [a hipoglicemia]. [...] *Sinto aquele mal-estar; fico gelada; a vista fica toda embaralhada* [...] *me deixa muito, assim, eu começo a suar... Então, eu não fico sem comer, de medo da hipoglicemia.* Então, eu tomo [a insulina] 11 horas, 11 e pouquinho. E eu já almoço. Então, ela não dá aquela queda... [...] *Tenho sempre uma bala na bolsa. Meu marido até já toma esse cuidado. Vou sair, já fala: "Tem bala na bolsa?".* (GF4, M3)

---

11 Trata-se de uma competência supraindividual ao envolver os membros da família.

Um dia eu saí de casa de manhã, tomei um cafezinho simples, não reforcei, e tomei insulina e sai. Chegou na rua e eu perdi a força, eu não tinha mais movimento e comecei a transpirar e sentei na rua. Por sorte estava passando um sorveteiro, eu comprei um sorvete e tomei [...] Eu fiquei com medo e comecei a tirar a insulina. Aí tudo o que falavam – chás – que era bom, eu fazia, né? Eu fazia tudo certinho. Até que um dia eu começava a suar e meu filho falava: "A senhora toma banho e não se enxuga?". Eu estava toda molhada e eu não tinha força. *Aí eu fui ao médico e ele me explicou: "A senhora toma cuidado que a hipoglicemia é pior que a hiperglicemia. Porque, se você desmaiar com uma hipoglicemia, você dificilmente se salva".* Então, eu estou sempre fazendo os teste, estou sem o aparelho porque eu achei muito caro. [...] O médico me orientou: "Quando a senhora almoçar, a senhora toma, quando não almoçar, a senhora não toma". (GF2, M6)

Para alguns portadores, a aferição da glicemia capilar em casa pode ajudar a evitar a ocorrência de uma hipoglicemia. No entanto, o uso do glicosímetro, entre os participantes do estudo, foi relativamente restrito. Nenhum deles relatou o uso diário e regular desse instrumento, ao que imputaram o custo de sua utilização. A falta do glicosímetro é compensada, por alguns portadores, pela citada percepção corporal das variações da glicemia e pela possibilidade de compensá-la com algumas medidas, como visto num dos discursos. Para outros, todavia, seria um instrumento nem sempre benéfico por permitir escapes ao rigor da disciplina na dieta ou, ainda, levar a uma "mania", um comportamento repetitivo e inevitável, como uma forma leve de obsessão em controlar.

[...] *eu tinha o aparelhinho, mas aí a fita ficou muito cara e eu perdi o aparelhinho, mas eu sinto quando está alta e quando está baixa. Quando está baixa, eu sinto tipo uma coisa no olho, tipo um ponto cego assim, eu começo... Eu como um doce, uma fruta, daí eu começo a me recuperar, um pouquinho.* Aí eu paro dois dias de tomar o remédio. (GF2, H3)

Quando eu me sinto mal, à noite, assim, a primeira coisa eu vou lá [medir a glicemia capilar]. *Mas ver todo dia, eu acho que pega uma mania.* Então, é quando eu tô necessitando. *Porque você, todo dia, toda hora, tá furando o dedo... Uma, a fita é cara. E outra, também, eu acho que a cabeça da gente* [...]. (GF4, M2)

O problema do controle [da glicemia capilar] é o preço da fita. (GF1, H2)

Tem um colega meu que é assim, ele vai no casamento lá, se enche de gordura, depois chega na casa dele, em vez de tomar 50, toma 80 unidades de insulina. Não adianta nada isso aí. Não resolve problema nenhum isso aí. Ele fala pra mim: "Eu como doce, depois tomo a insulina em casa, aí abaixa, né?". Eu acho que é bobeira, isso aí. (GF4, H1)

Quando é doente, às vezes não pode ficar em cima dela todo dia. Quem vive com a doença, com os exames todo dia, é o médico. *Você vai viver com a doença, ali. Então eu tenho que esquecer, eu meio que tenho que esquecer. Só se ficar meio, meio... Aí você vai. Não adianta vir aqui cada 15 dias. Fura o dedo todo dia...* [...] (H2)

Dentre os diferentes saberes mobilizados pelos portadores, e reconhecidos em seus relatos, destacam-se vários "saberes-fazer".

• *Saber*
a) Saber perceber os "sinais do corpo" ajuda a cuidar, mais rapidamente, da hipoglicemia.

[...] *Eu sinto quando está alta e quando está baixa. Quando está baixa, eu sinto tipo uma coisa no olho, tipo um ponto cego assim...* [...] Eu como um doce, uma fruta, daí eu começo a me recuperar um pouquinho. Aí eu paro dois dias de tomar o remédio. Que nem hoje, eu tomei o remédio cedo. (GF2, H4)

• *Saber-fazer*
a) Saber adaptar a dieta para evitar crises de hipoglicemia.

[...] Então, porque dá [hipoglicemia], de vez em quando, mesmo caminhando, a gente olha a reação... *dá fraqueza, dá tremor... Eu acho que é quando abaixa, né? Mas dá um mal-estar. Daí começa a suar e gela! Eu acho que é quando cai muito...* [...] Ah! Um tempinho foi ruim. Depois que eu comecei a me alimentar melhor, eu não tive mais, né? *Então eu senti que, não pode também ser tão pouco, a gente tem que...* (M1)

Eu tive próximo da hora do almoço. Eu não tinha hábito de comer à tarde. Aí eu estou procurando comer mais vezes. Eu tomava café e ficava até a hora do almoço [sem comer]. Agora eu como uma fruta, por exemplo. (GF1, M6)

A hipoglicemia me deixa muito, assim, eu começo a suar... Então, eu não fico sem comer, de medo da hipoglicemia. Então, eu tomo [a insulina] 11 horas, 11 e pouquinho. E, eu já almoço. Então, ela não dá aquela queda... (GF4, M3)

b) Saber cuidar de uma crise de hipoglicemia.

Eu sinto quando está alta e quando está baixa. Quando está baixa, eu sinto tipo uma coisa no olho, tipo um ponto cego assim... [...] Eu como um doce, uma fruta, daí eu começo a me recuperar um pouquinho. Aí eu paro dois dias de tomar o remédio. Que nem hoje, eu tomei o remédio cedo. (GF2, H4)

c) Saber-fazer a glicemia capilar ajuda a evitar a ocorrência de crises de hipoglicemia.

Aí eu fui ao médico e ele me explicou: "A senhora toma cuidado que a hipoglicemia é pior que a hiperglicemia. Porque, se você desmaiar com uma hipoglicemia, você dificilmente se salva". Então, eu estou sempre fazendo os teste, estou sem o aparelho porque eu achei muito caro. A farmácia tem um lá até em conta. [...] (GF2, M6)

A orientação seria... vamos dizer, no meu caso, que eu tenho o aparelhinho, eles recomendam fazer diariamente, né? [...] Então, é que eu conversei com um... [...] amigo, que até faleceu, que ele era diabético. Então, a recomendação que um médico [...] deu pra ele... Era pra ele fazer esse controle mensalmente [...] Eu faço o controle, vamos dizer assim... Toda semana eu faço aquela punção, né? Faço em casa. Tem dia que dá 200 e pouco... Tem dia que dá 150 e pouco, né? No sábado, agora, deu 184, né? Mas não foge muito disso não, viu? [...] Uma, duas vezes por semana [eu faço o teste], né? [...] O dia que eu cismo a mão eu faço, né? Não tem dia certo, não. Eu meço a pressão e faço o testezinho, né? [...] Olha, perceber, assim... Vamos *dizer, tem dia que a gente não se sente muito bem, né? Então, tem a vista meio ofuscada... Então eu faço. Faço os dois. A pressão e o diabete. Pra ver como é que está, né?* (H3)

d) Saber fazer o controle da glicemia capilar sem deixar o cuidado dominar a vida.

Quando eu me sinto mal, à noite, assim, a primeira coisa eu vou lá [medir a glicemia capilar]. *Mas ver todo dia, eu acho que pega uma mania. Então, é quando eu tô necessitando. Porque você todo dia, toda hora, tá furando o dedo... Uma, a fita é cara. E outra, também, eu acho que a cabeça da gente* [...]. (GF4, M2)

• *Saber-comunicar*
a) Saber-comunicar para receber o apoio do cônjuge e estar preparada para cuidar de uma crise de hipoglicemia.[12]

Tenho sempre uma bala na bolsa. Meu marido até já toma esse cuidado. Vou sair, já fala: "Tem bala na bolsa?". (GF4, M3)

As crises de hiperglicemia

Foram bem menos frequentes os relatos de crises de hiperglicemia por referência às de hipoglicemia. Os que vivenciaram a experiência de uma hiperglicemia apontaram a dificuldade de distingui-la da hipoglicemia e o perigo dessa incerteza. Uma das participantes parece ter desenvolvido uma boa percepção corporal e fez uma descrição de como percebe as diferenças entre essas crises. Poucos reconheceram o valor da aferição da glicemia capilar para apoiá-los nessa situação, o que pode ter sido influenciado por um uso ainda restrito do glicosímetro entre os participantes. Os que utilizam o glicosímetro fazem-no não de rotina, mas quando têm dúvida do nível glicêmico sugerido por alguma indisposição ou sintoma sugestivo de hipoglicemia ou hiperglicemia.

---

12 Trata-se aqui de uma competência supraindividual por envolver o esposo nesse cuidado.

Agora, [...] *interessante é que o sintoma é igual, quando está alta e quando está baixa*. [...] *Esse que é o perigo, às vezes, de confundir, né?* (GF3, M3)

[...] E teve outro dia que eu fiquei quase do mesmo jeito, eu falei: "Será possível?". *Que ela tinha subido. São meio idênticos... Como abaixar, como subir, isso me... eu não sentia muito bem.* [...] *Uma coisinha assim na vista, um mal-estar por dentro, uma coisa esquisita.* [...] *senti um desânimo, coisa que não é normal ni mim apareceu... Eu vim aqui* [centro de saúde] *antes, e subiu, estava em 289. Só que é tomar os remédios e ajeitar as coisas uns dias e já normaliza. Graças a Deus, ela não é tão teimosa, porque tem gente que bate, bate, bate e é duro de normalizar.* [...] *Pensava comigo: "Se eu segurar um pouco mais a boca..."*. (H1)

É interessante ter [o glicosímetro] *porque aí, se você se sente mal, você vai e mede. Pode estar também muito alta* [...] *É difícil a gente também adivinhar, né? Aí você, se tá muito alta, toma um tequinho de insulina. Se tiver baixa demais, eu como uma fruta.* [...] *A hiperglicemia já não é tanto. A hipo, não sei, ela já dá umas reações de alergia. Pra mim, eu sei quando tá alta, que eu sinto um mal-estar assim. Mas é diferente da hipo...* [...] *Quando a minha chegou a 400 – nossa! – eu tomava acho que – nossa! – inteirinho... eu esvaziava o filtro. Eu procurava: "Água, água"* [...] *E nada, nada, nada saciava aquela sede. Só que a hiperglicemia, ela vem mais suave. E a hipo, ela dá mais rápido. A hiper, você vai subindo, subindo aos poucos. Você vai sentindo mal... Começa coceira, sede intensa... E a hipo, não. Ela deu, bateu já...* (GF3, M2)

A seguir, apresentamos alguns "saberes-fazer" mobilizados pelos portadores para lidar com esse campo problemático.

• *Saber-fazer*
a) Saber realizar o autocuidado para estabilizar a glicemia.

[...] *E, teve outro dia que eu fiquei quase do mesmo jeito, eu falei: "Será possível?". Que ela tinha subido. São meio idênticos...* [...] *Só que é tomar os remédios e ajeitar as coisas uns dias e já normaliza.* [...] *Eu pensei... Pensava comigo: "Ae eu segurar um pouco mais a boca". E, tomando remédio certo, eu acho que ela vai afirmar essas coisas.* [...] (H1)

b) Saber buscar o controle da glicemia capilar ajuda no cuidado-de-si.

Ali [na farmácia] *eu faço poucas vezes* [a glicemia capilar], *eu faço mais é aqui mesmo* [no centro de saúde]. *Aqui, às vezes, eu venho toda semana* [...]. *Passo uma semana, na outra eu venho. Tem semana de eu vir todo dia quase. Tem que acompanhar, porque ela tava um pouco alta, né?* [...] *É, depois que foi normalizando, foi chegando, quase normal, depois eu já vinha uma vez por semana, né?* [...] *Aí eu passo um pouco mal à noite, seca muito a boca, eu desconfio que ela está alta, daí eu venho* [...] *ver. Mas acho que o que seca um pouco a minha boca é a remediaiada, né?* [...] (H1)

É interessante ter [o glicosímetro] *porque aí, se você se sente mal, você vai e mede. Pode estar também muito alta, como você falou. É difícil a gente também adivinhar, né? Aí você, se tá muito alta, toma um tequinho de insulina. Se tiver baixa demais, eu como uma fruta.* (GF3, M2).

O incômodo provocado por alguns sintomas e complicações

Nesse campo, incluímos o incômodo produzido por alguns sintomas do diabetes, de seu tratamento, e as dificuldades relacionadas à manifestação de sérias complicações da doença, como a perda da visão. Foram relatados como sintomas: o adormecimento dos pés, a perda da libido e a impotência sexual (também atribuídos à insulina), o ofuscamento da visão etc.

Num dos grupos focais realizados, diante do tema das diferenças de gênero, emergiu o tema da disfunção erétil e da perda da libido provocadas pelo diabetes. Embora alguns participantes homens indicassem essa esfera de questões como essencialmente masculina, uma participante trouxe sua vivência pessoal do problema e a dificuldade de lidar com ela. De um modo geral, o discurso diante dessa adversidade expressa uma certa resignação e naturalização do problema. Para outro portador entrevistado, tal disfunção seria também provocada pelo uso da insulina.

Para o homem é muito pior que para a mulher, porque o homem tem disfunção erétil. Porque se não tratar piora. (GF2, H4)

Acabou a libido. (GF2, H6)

Este problema de disfunção sexual é verdade. Eu, para mim, às vezes, eu tenho até bronca quando fala "eu vou deitar". Às vezes, eu fico até mais tarde na televisão porque eu não sinto a mínima vontade. Eu falo para ele e ele fala: "Você não me ama, você tem outro". Eu falo: "Não é isso, você tem que entender". Aí, a briga vem daí.. (GF2, M6)

[...] Eu estou satisfeito [com o tratamento], viu? Né? Agora... O que me chateia um pouco é esse adormecimento nos pés... Que é irreversível, né? Isso não tem cura, né? É isso aí que... que me preocupa, né? Que mais incomoda. (H3)

E a insulina, no começo, também dá um pouquinho de dificuldade pra respirar, né? Não dá, a insulina? [pergunta aos outros participantes do grupo focal]. (GF3, M2)

Nesse campo problemático, pudemos reconhecer alguns saberes mobilizados.

• *Saber*
a) Saber reconhecer os "sinais" do corpo ajuda no cuidado-de-si.

Aí eu acho que no começo foi um pouco... [...] psicológico também, certo? [...] A impotência, né? [...] Eu sei lá, eu queria manter uma relação, tal... Aí não conseguia, né? E com o tempo isso foi melhorando. Certo? E não vou dizer que eu sou assim, um... [ri]. Igual a trinta, trinta e cinco anos. Ainda eu, vamos dizer, a gente pedala um pouco ali, né? Mas, praticamente, eu acho que resolveu esse problema. E... [...] Eu acho que foi mais psicológico, entendeu? Porque, inclusive, uma coisa que eu tenho observado, o libido é um termômetro pra mim. Certo? Então eu, mais ou menos, controlo... Eu sei quando a glicemia está boa, através do libido. Né? E é isso aí. [...] (H3)

• *Saber-ser*
a) Saber aceitar uma complicação grave ajuda a não deixar a doença dominar a vida.

Comecei a tomar insulina, tudo. Logo, em seguida, já foi ver a visão. Já estava bem abatida [a visão], né? Já estava ardendo, comecei a fazer *laser*, uma coisa e outra e... Estou aqui. *Daí já foi* [a perda da visão], *né? Em consequência da diabete não cuidada, né?* [...] *No começou foi muito difícil. Não vou falar que ainda hoje não é, porque é difícil. Porque tem hora que você para assim, sabe? Você fica meia... né? Porque não é fácil ter que ficar assim, né? A pessoa que está acostumada uma vida inteira a fazer... ler, fazer crochê, cuidar da casa... e tudo. É como que cortar... Mas, enfim... Eu vivo. Eu estou... convivendo, cada dia que passa, né? É mais um dia. Eu agradeço a Deus porque ele ainda dá oportunidade de eu enxergar um pouco, né?* E vocês, aqui, cuidar de mim, né? (M4)

- *Saber-fazer*
a) Saber-fazer a glicemia capilar ajuda a controlar alguns sintomas do diabetes.

Tem dia que a gente não se sente muito bem, né? Então, tem a vista meio ofuscada... Então, eu faço [a glicemia capilar]. *Faço os dois. A pressão e o diabete. Pra ver como é que está, né?* E sábado foi um dia desses que eu fiz. [...] (H3)

- *Saber-comunicar*
a) Saber-comunicar para receber o apoio da esposa ajuda no enfrentamento dos problemas.

Aí eu acho que no começo foi um pouco... Um pouco psicológico também, certo? [...] *A impotência, né? A gente... Eu sei lá, eu queria manter uma relação tal... Aí não conseguia, né? E com o tempo isso foi melhorando. Certo?* E, não vou dizer que eu sou assim, um... [ri] Igual a trinta, trinta e cinco anos. Ainda eu, vamos dizer, a gente pedala um pouco ali, né? Mas, praticamente, eu acho que resolveu esse problema. E... [...] Eu acho que foi mais psicológico, entendeu? Porque, inclusive, uma coisa que eu tenho observado, o libido é um termômetro pra mim. Certo? Então eu, mais ou menos, controlo... Eu sei quando a glicemia está boa, através do libido. Né? E, é isso aí. [...] *Eu tive um apoio muito grande da minha mulher, né? Depois foi controlando, acho... O controle melhor da glicemia e... também com a volta do libido e tal, né? Então a gente superou esse problema, né?* [...] Com mais tranquilidade. (H3)

Quando se quer evitar complicações da doença

Um dos campos identificados nos discursos dos portadores está relacionado à dificuldade que sentem para ajustar-se no cotidiano diante da ameaça representada pelas complicações (crônicas), especialmente para aqueles que já vivenciaram alguns desses problemas ou conhecem alguém que tem alguma complicação grave, como uma amputação. Uma das participantes, portadora de uma importante perda visual, constrói uma interessante analogia entre o cuidado exigido "para não ter consequência maior" com o diabetes e "estar dirigindo um carro". Percebemos nessa construção uma ideia de constrangimento expressa na necessidade de quem "dirige" seu controle (autocontrole) de continuamente "prestar atenção", "brecar" para não infringir as normas (de trânsito) médicas ao satisfazer os desejos.

> Lógico, pra cuidar pra não ter consequência maior, né? [...] É a mesma coisa que você estar... *Eu acho que diabetes é como, assim... Você estar dirigindo um carro e você tem que estar prestando atenção. Em você e em quem está do lado e na rua.* Porque, se você dirigir pensando só em você, você sai correndo, você... né? Vai sair atropelando as pessoas, batendo em árvore, em poste, né? *E, assim é o diabete, né? Você tem que ir parando, brecando. Em alguns lugares você tem que brecar, né?* [ri] Não é? [ri] [...] *Prestando atenção. Observando, né? Vendo o que é bom, conhecendo, né?* (M4)

> Eu preocupo [com o diabetes] assim, mas que nem eu já falei, que Deus é forte, a gente se preocupa, mas depois a gente tem que... tem que se conformar, tem que aceitar. *Comigo mesmo, se eu começar a abusar e coisa, pode ela complicar mais, né? Entre outras coisas, se a gente controla, se a gente não abusa é mais fácil, agora se começar a abusar, abusar...* [Mas...] A gente tem que aceitar pra levar a vida. Se a gente começar a pensar demais numa coisa só, acaba ficando mais doente ainda, né? Então... [ri]. (H1)

Levantamos, nos relatos, alguns saberes (saber-ser, saber-fazer, saber-comunicar) mobilizados pelos portadores para esse campo problemático.

- *Saber-ser*
a) Saber aceitar o diabetes e não deixar a doença dominar a vida.

Comigo mesmo, se eu começar a abusar e coisa, pode ela [a diabetes] *complicar mais, né? Entre outras coisas, se a gente controla, se a gente não abusa é mais fácil, agora se começar a abusar, abusar...* [Mas...] *A gente tem que aceitar pra levar a vida. Se a gente começar a pensar demais numa coisa só, acaba ficando mais doente ainda, né? Então...* [ri]. (H1)

- *Saber-fazer*
a) Saber cuidar dos pés ajuda a evitar complicações.

Tem um vizinho da minha mãe ali, um rapaz saudável. Precisou amputar a perna. Então... diabetes, né? A gente fica meio esperto com isso aí, né? [...] *É, a gente procura, né? Não bater, não... Usar calçado, enfim... Enxugar bem o pé após o banho, né? A gente toma esses cuidados básicos aí pra evitar um...* [...] *Porque a maior parte do tempo eu uso sandália, sabe?* [...] (H3)

- *Saber-comunicar*
a) Saber-comunicar-se com quem cozinha, em busca de uma dieta mais saudável, ajuda a realizar o cuidado-de-si.

Sempre foi uma alimentação simples, entendeu? [...] Caseira. [...] Não é nada sofisticado, né? Agora... De domingo que a gente come uma carne diferente e tal, né? Mas no dia a dia é aquele batidão, né? Arroz, feijão, bife, um peixe, uma salada e boa, né? [...] isso não mudou. [...] *Quer dizer, o que diminuiu um pouco, um pouco na minha casa foi fritura, né? Que a minha mulher fazia muita fritura, agora a gente... Ela está fazendo mais grelhado, né?* [...] faz uns três anos, viu? Não é? Ela procura só fazer mais grelhado, né? [...] É, foi uma decisão... Vinda dela... E minha, né? Ela também tem consciência disso, né? [...] *Até outro dia, ela comentou comigo, de... De primeiro a gente gastava quatro, cinco litros de óleo por mês. Agora não chega a gastar dois, né?* Então já é alguma coisa, né? (H3)

b) Saber-comunicar para receber o apoio e a ajuda da esposa para o cuidado com os pés.

[...] *Porque eu já tive um probleminha aqui... Até, eu vou mostrar* [a perna], *que foi difícil de fechar aqui, né? Olha aqui, né?* [...] *Não, o que eu faço é... Eu procuro enxugar bem o vão dos dedos, tudo certinho, né? Isso é diariamente, no banho a gente faz isso daí. Mas fora disso é... De vez em quando, a minha mulher que passa um creme, né? Porque resseca. Passa um cremezinho aí, né?* Isso aí. (H3)

Quando há medo e dificuldade de lidar com os medicamentos e seus efeitos colaterais

Nesse campo problemático, agrupamos as dificuldades vivenciadas pelos portadores em lidar com os medicamentos e seus efeitos colaterais, e o medo que a insulina provoca: situações em que as próprias medidas de cuidado e controle da doença geram dificuldades para o portador. Essas dimensões foram subdivididas nos seguintes tópicos, dada sua recorrência nos relatos obtidos: o medo e a dificuldade de lidar com os efeitos colaterais dos medicamentos ou de seu tratamento e o medo de tomar insulina.

O medo e a dificuldade de lidar com os efeitos colaterais dos medicamentos ou de seu tratamento

Uma das dificuldades presentes nos relatos dos participantes diz respeito ao incômodo ou medo provocado pelos possíveis efeitos colaterais dos medicamentos utilizados para o diabetes ou para o controle de algumas de suas complicações. Houve uma diversidade de situações expostas envolvendo efeitos colaterais dos hipoglicemiantes orais, da insulina e de medicamentos utilizados para o controle de complicações do diabetes, como a impotência sexual.

E estes comprimidos não podem afetar a gente, assim, o fígado, essas coisas? Eu já pensei nisso. E eu penso assim, eu nunca tomo, assim, sem ter um alimento, eu não consigo tomar um comprimido com o estômago vazio. Eu tenho essa mania, não sei se eu estou certa? É que nem o Diabinese. Eu tomo de manhã, eu tomo café, leite, um pedaço de pão, daí que eu tomo. (M1)

> *Como não havia uma constância no controle da glicemia, então o doutor [...] mudava de remédio, né? Mudava, mudava... Me receitou aquele... Metformina? Mas eu não me adaptei com esse Metformina, sabe? Ele dava uma produção violenta de gases, né? Então daí partiu pra insulina, né? [...] Porque foi o seguinte: toda vida, eu me tratei, né? Agora, o que eu mudei foi o seguinte: nos medicamentos, né? Por exemplo, aquele Amaril, é uma desgraça ficar com aquilo lá. [...]* (H3)

> *O médico sempre falava: "Se não controlar, vai ter que passar pra insulina". "Se não controlar, vai passar pra insulina..." Sempre falando, tal e tal. Aí então... [...] Medo, eu não tinha, porque muita gente toma. A insulina só faz mal...* [ri]. *A insulina só atrapalha numa parte, né? Que a diabetes também atrapalha. Que é na parte sexual, né? A insulina...* [...] *ajuda a manter a vida.* [...] *A parte sexual ela... Ela não faz bem. Prejudica. Ah, prejudica. Ichi!!! Ah, diminuiu... Piorou* [depois que comecei a tomar a insulina]. (H2)

Porque, inclusive, uma coisa que eu tenho observado, o libido é um termômetro pra mim. Certo? Então eu, mais ou menos, controlo... Eu sei quando a glicemia está boa, através do libido, né? E é isso aí. [...] *Mas, de vez em quando, ainda eu arrisco, né? Eu tomo um viagrazinho aí, viu?* [...] Tem um médico na cidade aí que... *Um cardiologista que eu consultava com ele. E ele não me recomendou o Viagra. Mas depois eu conversando com o doutor* [urologista], *ele achou um absurdo, né? Ele falou: "Pô, mas o Viagra foi feito pro coração...". Então eu não sei, né? Inicialmente, ele foi feito pra proteger o coração. Não sei até que ponto... Vamos dizer, assim... O esforço de uma relação sexual vai prejudicar o coração. Vai entender, né? Toma um Viagra e depois a gente...* [ri] *morre numa relação sexual?* [ri]. *Aí, né? Mas não tenho tido problema, não?* (H3)

Nesse campo problemático, identificamos alguns setores mobilizados.

• *Saber-ser*
a) Saber aceitar a condição de portador ajuda a enfrentar as possíveis complicações do diabetes.

> *Quando eu penso, eu digo assim: "O que é que eu vou fazer, eu não queria, mas eu tenho..."* [ri]. *Tem que enfrentar, né? Não adianta.* [...] *No fim*

eu aceito tudo. No fim a gente começa a pensá na realidade. Um dia eu vou morrer, de alguma coisa eu vou morrer. Agora a única coisa que eu penso, eu não queria nunca ficar numa cama, como minha mãe ficô. Acontecê tudo que aconteceu com ela. Essa coisa que eu tenho medo. [...] Mas que eu sei que o negócio é feio, é feio. Quando dá de cair, dá um problema no rim... Outra coisa que eu morro de medo é fazer hemodiálise. É horrível, né? Ter que fazer. (M1)

• Saber-comunicar
a) Saber-comunicar-se com o médico pode ajudar a evitar os efeitos colaterais dos medicamentos.

Quem tem diabetes pode tomar uma cervejinha? Ah! Eu acho que é gostoso! [ri] Que antes eu tomava... Quando a gente fazia um almoço junto, eu tomava assim um ou dois copo, né? *Então, eu tomo Diabinese, eu não posso. Se eu tomar um pinguinho parece até que você vai... Nossa, eu não posso. Eu acho até eu vou pedi pra médica trocá.* (M1)

O medo de tomar insulina

O medo ou pavor de utilizar a insulina apareceu como um dos importantes temores dos portadores de diabetes, já no primeiro grupo focal realizado com a presença de portadores que só usavam medicação oral. A aplicação de insulina foi associada a um estágio muito avançado da doença e como expressão de não cuidado ou inadequado controle do diabetes. Para aqueles que já faziam uso dessa medicação, o início foi, em geral, de difícil aceitação, relutância e, para alguns, com certo sofrimento para sua aplicação. Alguns dos que hesitaram diante da prescrição da insulina utilizaram produtos alternativos.[13] A maioria tendeu a ver uma melhora nos sintomas após a introdução da insulina e, para alguns, também um melhor controle.

---

13 Dentre os produtos utilizados pelos participantes, estão o chá da casca de maracujá, a batata yacon, entre outros.

Só não quero chegar no estágio da minha mãe de tomar insulina. (GF1, H2)

Se for para eu tomar insulina, eu vou morrer e vou parar o tratamento. (GF2, H6)

O médico dava comprimido, coisa, não, não baixava a diabete. Ele falou: "Eu sinto muito". Depois eu até falei pra ele: "Mas eu não queria tomar insulina". É uma coisa que fica aí sempre tomando, dependendo dela e coisa. Ele falou: "Mas precisa, a sua diabete não abaixa, tem que tomar insulina". E comecei a tomar, e estou tomando até hoje. [...] E o diabo é aquele problema... Começou a tomar insulina, você tem que tomar pro resto da vida. Eu falei: "Meu Deus do céu, será que com comprimido não controla igual?". Mas eu não estava dando conta de abaixar, não. Então, comecei a tomar insulina e normalizou. (H1)

No começo foi duro, viu? Essa aplicação da insulina, né? E... Mas depois, tranquilo, né? Eu mesmo faço e... [...] *O dia que eu fui lá* [ao médico particular], *ele me deu um susto desgraçado, né? Ele já me vendeu a caneta, né? E já me ensinou, né? Ele falou: "Você vai fazer na barriga" e tal. E já... Regulou lá vinte e cinco unidades e fez eu fazer, né? Na barriga, lá no consultório dele. Então eu fiz, né? E depois em casa eu relutava um pouco, assim, né? A minha mulher fazia pra mim algumas vezes, mas... Hoje em dia, não, né? Hoje em dia eu já faço. Pra mim não tem problema nenhum.* [No começo...] *Eu não gostava.* [...] *Mas agora...* [...] *Porque é uma agulha tão pequenininha, né? Que a gente parece... Tem aplicação que eu nem sinto, né? É tranquilo, né? Agora...* (H3)

A gente vai muito na conversa dos outros, né? [...] *Eu procurei tomar... Tem uma espécie de uma batata* [...] *Uma tal de yacon.* [...] Eu comecei a comer essa batata aí, né? "Vamos ver se eu não preciso usar a insulina, né?" *Mas não sei o que é que aconteceu de errado que a glicemia aumentou. Ao invés de abaixar... Uma que essa yacon é doce, né?* (H3)

Nos depoimentos dos portadores, identificamos poucos saberes mobilizados nesse campo problemático.

• *Saber-ser*
a) Ter esperança em outro tipo de tratamento ajuda a enfrentar o incômodo das aplicações de insulina.

Eu escutei falá que estão estudando de achá um remédio que toma pá boca, não precisa toma... O senhor já escutou falar isso, deve ser, né? *Eu estou pedindo a Deus que apareça logo este remédio aí, porque tomando pá boca é bem melhor do que ficá tomando, duas vezes por dia, injeção, né?* Às vezes, até pra passear, pra cá, pra lá... [...] é difícil. Mas é duro picada... Eu comecei a tomar, agora eu estou tomando 35 cedo e 20 de tarde. (H1)

b) Ter esperança em condições melhores de tratamento ajuda a enfrentar o receio de tomar insulina.

É a tal coisa, como eu sempre pensei que eu nunca ia ter... Cê sabe que eu nunca pensei em tomar insulina [voz embargada]. Eu sei lá, se um dia eu precisar... O que... No fim a gente aceita, né? Mas no começo, acho que... Não é muito fácil não. [ri] [...] *No tempo da minha mãe tinha que... Ela tomava duas vezes por dia, coitada!* [...] *Tinha a vizinha que ia* [aplicar]. *Mas agora, hoje em dia, está mais fácil, né? Estão adaptando coisa melhor.* [...] Não é medo [da insulina], mas gostaria de nunca precisar [ri]. (M1)

O cotidiano, o cuidado-de-si e o outro

O terceiro conjunto reúne três campos problemáticos em torno do viver com diabetes, diferenciando-se do anterior – o cotidiano e o cuidado-de-si – pela presença de um outro nesse processo. Expõem-se, assim, as dificuldades que sentem os portadores para realizar seu autocuidado e ainda cuidar: de um outro, de um outro que está doente e da alimentação dos outros. Destaca-se a presença expressiva da mulher nesse papel social de cuidador, característica de gênero bastante conhecida em distintos estratos sociais e, mais evidente, naquelas a que pertencem os participantes deste estudo.

Quando se cuida de um outro

Nesse campo, temos diferentes dimensões do cuidar de um outro que podem criar dificuldades para quem também tem que cuidar de si, por ser diabética: o cuidar da neta, em apoio a um filho ou filha, dificultando a realização de atividade física; o cuidar de uma filha com problemas e o peso e sofrimento de ser cuidadora da família; e o cuidar do esposo, ajudando-o no trabalho, sem tempo para si. Esse campo problemático percorre as diferentes vivências: a presença feminina de cuidadora da família e o ônus produzido por esse papel social.

> *Para mim é complicado a atividade física.* De manhã a minha neta fica comigo e de tarde eu trabalho. Eu saio para levar ela na natação. *Agora eu quero entrar na hidroginástica também.* O dia todo a gente anda, apesar que não é uma atividade. Eu começo a trabalhar uma [hora e vou]... Até as seis e meia. Eu não paro. (GF1, MX)

> *E, a família, qualquer coisinha é com a mãe, né? Eu procuro controlar tudo.* Que nem, esta minha filha... Pra mãe é duro, né? Ver tudo... Já passou por tudo... E o que vai passar... Não é fácil. [...] *Então, tudo ela quer ajuda, né?* Então, tem que ser... manter muita calma [...] pra dar conforto pra ela, né? *E eu consigo tudo isso. Se eu não falar, ninguém vê que eu tô nervosa* [ri]. *Mas na horinha assim... Ai! Dá vontade de chorar, chorar... E eu não consigo nem chorar. Há um tempo eu chorava. Hoje em dia tá difícil, viu?* (M1)

> *Eu tenho muito que ajudá o meu marido. Ele é marceneiro, ele tem que arrumar uns bicos, né? E eu que ajudo.* [...] E muito. [...] Na parte que eu posso. Segurar aqui, segurar lá, né? Passar um selador. E, às vezes, uma pintura. *Tudo sou eu que faço, né?* [...] Então, às vezes, não dá tempo. [...] *Vai fazer um arroz correndo... É tudo correndo, né?* [...] Ele não quis parar de trabalhar, porque... Não dá mesmo [...] Ele toma muita medicação. A gente gasta muito com remédio. [...] E a gente... tem que trabalhar um pouquinho em casa, fazer uns bicos. Tudo pequeno. Mas tem que fazer. *E é onde...* Às vezes, a gente esquece da gente. *Não dá tempo. Como é que eu vou inventar uma comida pra mim separada deles?* (M3)

Nesse campo problemático, pudemos reconhecer um saber-fazer no depoimento de uma portadora.

- *Saber-fazer*
a) Saber adaptar a dieta ante a dinâmica da vida.

> Eu tenho muito que ajudá o meu marido. Ele é marceneiro, ele tem que arrumar uns bicos, né? E eu que ajudo. [...] E muito. [...] *E é onde...*

Às vezes, a gente esquece da gente. Não dá tempo. Como é que eu vou inventar uma comida pra mim separada deles? Aí não é... Você faz tudo junto. E, como menos. Não como mais como eu comia antes. De encher o prato. Italiano tem mania de comer muito, né? Mas, agora, não. Se é pra comer três colheres de arroz, eu como as três colheres de arroz. Como mais verdura, como mais... (M3)

Quando se cuida de um doente

A pressão e o estresse provocado pelo papel de cuidadora de familiares enfermos estão presentes no discurso de muitas mulheres portadoras de diabetes. O sofrimento provocado por essa tarefa traz inúmeras repercussões para o controle do diabetes, como podemos ver nos relatos que seguem.

Eu também comecei na nutricionista e [falei pra ela]: "Não, não. O que eu tenho vontade, eu vou comer. Então eu vou sair da senhora porque não vai dar certo. [...] Vou vim aqui, a senhora lutando pra me ajudar e a minha cabeça não tá aceitando". Aí ela me mandou [...] fazer terapia, né? A terapia me ajudou bem porque eu era, assim, nervosa. *Assim, eu nunca fui de falar. Toda vida com a família cheia de doença. Então, tudo pra mim. E eu nunca reclamei pras irmãs.* [...] *Todos problemas, até hoje, que tem na família é comigo. Então, eu tentava resolver tudo. Então,* [a terapia] *me ajudou muito. A respiração... Eu ficava tensa porque eu não falava.* [...] dava o pico da diabetes, da pressão. (GF4, M2)

Que eu... tendo uma vida um pouco mais sossegadinha... [...] *eu tenho um netinho que ele nasceu com um problema no coração.* [...] *Assim, que passá todo esses problemas do meu neto... Eu fazendo um regime melhor... Eu sei que é melhor do que tomar remédio. Tem que tomar o remédio, mas dá pra diminuir. Isso daí a gente tem plena consciência, né? Mas, no momento, eu tenho que tomar remédio, senão eu não aguento fazer o que eu tenho que fazer... Enfrentá... A gente não aguenta. É muita coisa.* Então, porque dá, de vez em quando, mesmo caminhando, a gente olha a reação... Dá fraqueza, dá tremor... Eu acho que é quando abaixa, né? Mas dá um mal-estar. Daí começa a suar e gela! Eu acho que é quando cai muito... [...] Depois que eu comecei a me alimentar melhor, eu não tive mais, né? Então eu senti que não pode também ser tão pouco, a gente tem que... (M1)

Alguns saberes aparecem nos depoimentos para lidar com as dificuldades presentes nesse campo problemático.

• *Saber*
a) Saber que um melhor autocuidado permite reduzir a dose da medicação utilizada.

> *Tendo uma vida um pouco mais sossegadinha... Assim que passá todo esses problemas do meu neto... Eu fazendo um regime melhor...* [...] *Tem que tomar o remédio, mas dá pra diminuir. Isso daí a gente tem plena consciência, né? Mas, no momento, eu tenho que tomar remédio, senão eu não aguento fazer o que eu tenho que fazer... Enfrentá... A gente não aguenta.* (M1)

• *Saber-fazer*
a) Saber usar a medicação para compensar a dificuldade de fazer a dieta em razão do ônus de cuidar de um outro.

> *Inclusive se um dia eu puder, assim, fazê. Que eu... Tendo uma vida um pouco mais sossegadinha... Assim que passá todo esses problemas do meu neto... Eu fazendo um regime melhor... Eu sei que é melhor do que tomar remédio. Tem que tomar o remédio, mas dá pra diminuir. Isso daí a gente tem plena consciência, né? Mas, no momento, eu tenho que tomar remédio, senão eu não aguento fazer o que eu tenho que fazer... Enfrentá... A gente não aguenta.* (M1)

Quando se cuida da alimentação dos outros

O preparo diário das refeições para a família aparece como tentação às mulheres diabéticas, que têm que se policiar para não fugir em demasia das recomendações dietéticas. Cozinhar para esposo, filhos e agregados, e ainda atender às exigências desses entes por pratos mais saborosos parece ser um desafio à convivência no espaço doméstico e ao controle do diabetes, imposto por esse papel de "cuidadora da alimentação da família".

> *Eu gosto muito de cozinha, quem gosta de cozinha gosta de comer. É muito difícil. Às vezes, eu faço doce diet para mim e normal para os meus filhos, mas eu como o normal primeiro para depois comer o diet.* (GF2, MX)

Essa semana eu não fiz nenhum doce. E ele [marido] ficou... Ele ficava me cutucando: "Você não vai fazer nada? Eu não guento...". "Não! Num tem...". Eu falava que tinha nada em casa pra fazer. Na realidade não era verdade. Mas... "Come uma fruta. Oh, aí... Tem laranja, tem banana", né? E consegui levá ele essa semana sem fazer um doce. Mas aí, eu também, eu não fazendo pra ele, eu também não vou comer, né? E nem o meu filho, né? [ri] No caso. Porque o meu filho também é fortinho. [E...] Gosta [muito de doce]. Gosta muito de massa. É essa descendência de italiano, é terrível. Meu filho, ele não consegue ficar uma semana sem pega uma pizza. Ele fala: "Eu não aguento, mãe... Eu tenho que...". Então, é duro, porque... *Eles vão comer na frente da gente e eu não aguento ficar sem experimentar, né? Pelo menos um pedacinho. É complicado. Conviver com outras pessoas que não têm o problema da gente, né? Eles não têm nem pressão alta e nem diabetes. E eu tenho os dois, né?* (M3)

Ontem o meu filho falou: "Ah, faz um brigadeirão...". Ah! Meu Deus! É um doce muito bom, né? Chocolate. Eu amo chocolate. Mas não compro nenhum, só diet [ri]. Porque eu sei que ele tem gordura. Eu não posso comer gordura. Então eu procuro me informar sobre essas coisas, né? *Então, eu fiz o brigadeirão. Com uma dor no coração tremenda, né?* Porque eles podem. Mas ver aquilo lá? Ai, meu Deus do céu. *Mas eu não comi. E está lá na geladeira. Eu não vou comer. Eu não vou, eu não vou. Eu como só uma banana prata.* [...] *Mas é difícil* [...] [ri]. *É muito difícil.* (M3)

Seguem alguns saberes (saber-ser e saber-fazer) descritos pelos portadores para lidar com as dificuldades inerentes a esse campo problemático.

• *Saber-ser*
a) Saber controlar o desejo comendo um pouquinho do que gosta quando cozinha.

Que, às vezes, eu quero fazer as coisas certas pra mim... Pra mim me cuidar e por causa deles [esposo e filho], *às vezes, a gente não tem... Não tem como fazer, né? Faz... Mas aí já fica meio... né? Tenho que, na realidade... Como é que eu vou tirar um prazer deles, na realidade, de comer alguma coisa... E eu não vou fazer então, né? Porque eu não posso?*

[Como faz para lidar com isso?]
Oras, eu tenho que... Eu faço desse jeito. Eu acabo fazendo, né? Um pudim... Seja lá o que for. Um doce. E daí, na hora que todo mundo vai comer a sobremesa... Que eu tenho três netos mais um filho e uma nora que também não têm... Não têm problema de saúde... *Eu provo, né? Pego uma ponta de colher. Não pego um pratinho, não. Mas pego um pouquinho na colher e provo pra...* Nem ponho no prato. Se eu pôr no prato, eu vou comer. (M3)

- *Saber-fazer*
a) Saber cozinhar para a família sem deixar de fazer o cuidado-de-si.

Eu falava que tinha nada em casa pra fazer. Na realidade não era verdade. Mas... "Come uma fruta. Oh, aí... Tem laranja, tem banana", né? E consegui levá ele essa semana sem fazer um doce. Mas aí, eu também, eu não fazendo pra ele, eu também não vou comer, né? [...] (M3)

Muita massa – porque a gente é descendente de italiano – muita fritura... Ah, eles [esposo e filho] acham que carne cozida não é comida, um bife grelhado não é. Então, eu tinha que fazer muita fritura. Eu fazia muito mesmo. Porque, modéstia à parte, eu cozinho bem. Eles queriam que fizessem coxinhas, essas massas fritas. E eu consegui reduzir ao máximo isso. Porque você faz. Cê não aguenta, cê vai acabar comendo. Então, eu reduzi ao máximo, máximo. (M3)

O cotidiano, o cuidado-de-si e a rede social

Um dos temas tratados, nos grupos focais e entrevistas individuais, foi o da rede social de apoio ao portador, que inclui um núcleo mais próximo e restrito, usualmente envolvendo a família e conhecidos mais chegados, e outro mais amplo e frouxo, que pode contar com a presença de amigos, parentes e, inclusive, dos profissionais de saúde. Essa rede é "tecida" por relações de parentesco, amizade, contato profissional ou de outra natureza, e por ela flui, em várias direções, apoio emocional, afetivo, material, informações etc.

Com base nos depoimentos obtidos, agrupamos sob esta articulação dois campos problemáticos que envolvem o autocuidado e a rede social, especialmente as dificuldades percebidas nessa esfera pelos portadores. Trataremos, sobretudo, de partes dessa rede em que não se obteve apoio, mas danação. Reconhecemos em muitos momentos deste estudo que a rede social pode ter laços, de parentesco ou amizade, que não produzem apoio ao portador, mas dificuldades para a realização do cuidado-de-si e incentivo a situações de descontrole de qualquer natureza, ao que chamamos de *rede de danação*.

Os campos problemáticos identificados referem-se às seguintes situações: a família não apoia o portador e a dinâmica familiar é conflituosa.

Quando a família não apoia o diabético

A importância dos familiares e amigos, da rede social mais próxima, no apoio ao autocuidado realizado pelo portador, foi tema controverso nos depoimentos obtidos nos grupos focais e nas entrevistas individuais.

Em muitos casos, a convivência com os amigos e familiares parece dificultar o seguimento das recomendações para o tratamento da doença, especialmente quando os hábitos alimentares da família são estímulo ao descontrole da dieta. Alguns portadores esperam dos familiares uma certa cumplicidade na privação alimentar que devem passar e, muitas vezes, sentem-se frustrados se não obtêm esse apoio.

> Aconteceu ontem mesmo. Fiz uma sobremesa, vinha visita, não sei o quê. *Aí o meu marido fica: "Você não vai me dar doce?". "Ah, está lá na geladeira. Pega." "Ah, mas, me dá..." Aí você já vai pegar, você vai ter que dar pra outra pessoa... Você... Por mais... Eu não comi. Mas aí fica que nem aquela coisa... Aquela gula, aquela vontade de provar, né? É complicado.* Eu acho, assim, se eles fossem mais adaptados em pegar as coisas... Eu sei que eu sou culpada... Eu que fico servindo, né? Porque eles podiam crescer mais... (M3)

> *Eu vou na lanchonete do meu filho e ele fala*: "Não pode bacon, mas aí ele come?" [risada geral]. Ele fala: "Não pode comer bacon, mortadela, presunto. Não pode". *Ele não é diabético, mas ele come e me diz que eu não posso comer. É tudo o que eu gosto.* (GF2, MX)

Outras vezes, os familiares tentam controlar a dieta dos diabéticos, o que gera conflitos quando estes não aceitam essa interferência sobre sua autonomia de escolher o que vão ou não comer. Situação oposta é vivida por aqueles que são criticados, por familiares ou amigos, por seguirem a dieta ou provocados a romperem com seu regime alimentar e darem uma "escapadinha". Esta última é circunstância frequente em eventos sociais, quando os portadores se sentem pressionados ou estimulados, pela insistência de amigos ou parentes, ao consumo de bebidas e comidas "proibidas" ou em quantidades percebidas como prejudiciais à sua dieta.

Meus filhos pegaram no meu pé [ri]. Um dia, eu falei: "Chega!". *Era meu marido, meu filho... Eu ia comer: "Não come!". Então eu tava ficando, assim, neurastênica, né?* Um dia eu peguei e falei: "Chega, eu sei da minha vida, eu vou fazer aquilo que eu acho que está certo pra mim". *Porque eles ficarem "Não come, não come" me dava mais aquela sede de comer.* Então eu falei: "Chega!". (GF4, M2)

O triste é ir em festa. Você é forçado: "Come isso". Eles falam: "Só hoje". Você tem que comer. Quando você começa, aí é que é o problema. É aniversário, casamento. [...](GF2, H6)

Minha irmã briga comigo até hoje: "Você é tonta de não comer isso. Você é tonta de não comer aquilo". (GF1, M1)

Para poucos deles, os familiares, inclusive esposas ou esposos, não reconhecem a condição de diabético ou não acreditam nela, e lhes negam apoio quando precisam ou solicitam.

Acho que minha vida mudou bastante porque minha família não acredita que eu estou com tanto problema. [...] *E eu fico chateada porque eles não se preocupam com a minha saúde.* Eles acham que eu reclamo demais. Ontem mesmo o meu marido falou: "Você sabe o quanto você está gastando em medicamentos neste último mês". [...] Eu ligo para ele [...] e ele fala: "Se vira, pô!". E eu me viro como? *Então, para mim mudou muito até o relacionamento com a família. Às vezes, eu estou deitada eles falam que é preguiça.* (GF2, M6)

Acho que quem é diabético trata por si próprio. Ninguém ajuda. Minha esposa fala: "Ah, isso ai é frescura"... Ninguém acredita que você tem diabetes. Dizem que isso não é nada. (GF2, H4)

Nesse campo problemático, identificamos alguns saberes mobilizados pelos portadores para responder às dificuldades impostas.

• *Saber-ser*
a) Saber assegurar a autonomia para decidir sobre seu cuidado-de-si.

Meus filhos pegaram no meu pé [ri]. *Um dia, eu falei: "Chega!". Era meu marido, meu filho... Eu ia comer: "Não come!". Então eu tava ficando, assim, neurastênica, né? Um dia eu peguei e falei: "Chega, eu sei da minha vida, eu vou fazer aquilo que eu acho que está certo pra mim".* (GF4, M2)

• *Saber-fazer*
a) Saber realizar a dieta mesmo quando não encontra apoio de familiares.

Eu falei esses dias: "Quer fazer? Vamos fazer juntos uma dieta", né? O meu marido fala: "Vamos". Aí faz um dia. No segundo, ele já não quer fazer. Então complica... Aí eu tento. Eu como menos arroz, pego só duas colheres de arroz. "Ué, mas você está comendo só isso, por quê?" "Você sabe por quê." "Ah, mas isso aí é tudo besteira." "Não é besteira." Ele acha que tudo isso é besteira. Então, é complicado, mas aí será... Não é besteira, né? ...Aí eu diminuí bastante, já. O meu modo de comer. Eu não vou negar que eu diminuí tudo. (M3)

b) Saber buscar apoio e informação para o autocuidado mesmo quando a família não apoia essa iniciativa.

Mas agora... Principalmente, depois que eu comecei vir aqui [ao centro de saúde]. *Eu me senti muito bem aqui... Com a doutora Maria... Fiz agora um grupo de hipertensão. Eu acho que sete ou oito encontros. Foi muito bom... Então, essas coisas tá me ajudando, né? ...Até o meu marido fala que é besteira tudo isso, né? Eu já não acho. Eu acho que isso me ajuda muito.* [Ele fala:] *"Você perde tempo pra vim..."* [...] *E eu gosto de ter informação pra pode me cuidar", né? Então... No grupo de hipertensão eu vim, muitas vezes, contra a vontade dele. Mas eu vim. Eu não perdi nenhum. Por quê? Eu quero sabe me cuidar. Mesmo que eu sou um pouco indisciplinada, mas eu... Pelo menos eu tô informada, né? Eu não sei se é o certo, se é o errado, mas eu tento fazê isso.* (M3)

Quando a dinâmica familiar é conflituosa

O conflito no interior da esfera mais próxima e restrita – a família – pode dificultar a realização do autocuidado e autocontrole para o diabético. Quando essa dinâmica familiar é marcada por constante tensão, atritos e brigas, às vezes de natureza conjugal, provocando estresse e "nervosismo" no portador, pode haver prejuízo no cuidado-de-si.

Ontem eu fui a uma missa, quando cheguei, ele [marido] *me deu muita bronca. Foi coisa muito demorada, né? Eu cheguei dez horas. Aí já tinha deitado, brabo. Já grita, já fala que... Sabe? Então, é complicado porque... No fundo, eu tenho consciência que eu não estou fazendo nada de errado. Mas então a gente é julgada. E isso me incomoda muito, sabe? Muito mesmo. Eu falo: "Meu Deus, a gente conviver quarenta anos e não aprender a conhecer a pessoa que está do lado é difícil". Mas eu estou levando.* [...] *pedindo pra que Deus, em primeiro lugar, me dê paciência, né?* [...] *Pra poder conviver com essas coisas, né? Com a doença dele. Que eu sei que ele tem problema de saúde.* [...] *E eu também tenho, a gente devia ser... Ele entender meus problemas também. Coisa que ele não faz. Então é complicado porque a gente tem que muito... Ceder muito, né? Pra poder conviver, né? Não sabe até quando e a gente tem uma... Uma mentalidade diferente da de hoje, né? Quando a gente casou era pra toda vida, né? E até o meu filho* [...] *brinca: "Ah, não dá certo? Separa".* [...] *É o pensamento de hoje. Mas a gente não consegue, né? Esse... Eu não sei se essas coisas de nervoso têm a ver muito com a diabetes, com a... Eu não sei se pode mexê. Isso aí eu não entendo. Desconfio que pode ser. Porque, na hora do nervoso, a gente tem mais vontade de comer, a gente fica muito... tensa, né?* [...](M3)

Seguem os saberes (saber-ser e saber-fazer) que reconhecemos relacionados a esse campo problemático.

- *Saber-ser*

a) Ter fé ajuda a enfrentar as dificuldades de relacionamento na família e a realizar o cuidado-de-si.

> *Ontem eu fui a uma missa, quando cheguei, ele [marido] me deu muita bronca. No fundo, eu tenho consciência que eu não estou fazendo nada de errado. Eu não sei se essas coisas de nervoso têm a ver muito com a diabetes... Desconfio que pode ser. Porque, na hora do nervoso, a gente tem mais vontade de comer, a gente fica muito tenso, né?... Tem gente que fala assim: "Vai procurar um psicólogo, vai...". Mas aí é complicado pelo tempo que... Tem que largar tudo, né? Como ele trabalha em casa, ele quer a minha presença direto lá... É complicado. Mas eu acho que rezar me ajuda muito. Eu assisto muito esses canais católicos hoje em dia, né? ... Às vezes, tem alguma coisa que alguém fala que ajuda muito. Parece que é pra gente, né? E a gente fica mais firme, né?* (M3)

- *Saber-comunicar*

a) Saber partilhar os problemas com os outros ajuda a enfrentar as dificuldades de relacionamento com a família.

> *Porque na hora do nervoso, a gente tem mais vontade de comer, a gente fica muito... tenso, né? ... Que nem o grupo de hipertensão agora, me ajudou muito nesse sentido. Porque eu achava que eu tinha que fazer tudo pra agradar ele e esquecia de mim, né? Esquecia que eu tinha que fazer o regime, esquecia que eu tinha que...* Mas depois, com o grupo de hipertensão, como também tinha psicólogo junto, né? *Me ajudou muito.* [...] *eu aprendi a me cuidar melhor.* Vamos supor, eles [marido e filho] falam: "É... Não quero isso porque eu não gosto". "Mas eu preciso." Então eu faço... "Então vocês vão comer do seu jeito, eu vou comer do meu." Muitas vezes, eu acabo fazendo. Então eu aprendi, né? Que eu tenho que pensar em mim também. (M3)

b) Saber receber o apoio de outros membros da família no enfrentamento dos conflitos familiares ajuda o cuidado-de-si.

> *Ontem eu fui a uma missa, quando cheguei, ele* [marido] *me deu muita bronca. No fundo, eu tenho consciência que eu não estou fazendo nada de errado.* Eu tenho muito apoio deles [filho e nora]. [...] *Eles falam: "Vamos tentar conviver pra senhora não ficar mais doente"... Mas eles apoiam, sim.*

Eles acham que o pai tem algum problema... Assim... Da cabeça, desde a infância. Porque... Mas que ele não consegue... Não consegue conviver com aquilo, né? Porque... Quando foi criança, todos nós, ou principalmente... Sofremos muito, né? Na roça não... Com dificuldades. Falta, né? Das coisas. Ele foi desnutrido. Então, a gente sabe que ele teve problemas, foi sofrido. Mas agora não é mais, né? Agora a gente já... Pelo menos não tem aquela fartura, mas tem. Graças a Deus, não falta nada, né? E tem uma família, graças a Deus, excelente. (M3)

O cotidiano, o cuidado-de-si, os profissionais e os serviços de saúde

O quinto (e último) conjunto reúne dois campos problemáticos que tratam de certas características da assistência prestada aos portadores de diabetes – a inadequada comunicação com os profissionais de saúde e a descontinuidade no seguimento médico – que produzem dificuldades para a realização do cuidado-de-si.

Em alguns grupos focais, os participantes valorizaram o acompanhamento e cuidado dos profissionais de saúde, quando comparados ao apoio dos amigos e familiares, tanto nas consultas individuais como nos "grupos de diabetes". A qualidade da prática médica, a empatia pessoal e a pessoalidade na relação são levados em conta na avaliação dos profissionais, gerando uma espécie de distinção que opõe o bom e o mau profissional. A confiança nos profissionais, especialmente com o médico, foi inúmeras vezes referida pelos participantes deste estudo como uma dimensão essencial para a relação profissional-paciente.

Quando não há uma adequada comunicação com os profissionais de saúde

Diversos participantes do estudo, em seus depoimentos, trataram das dificuldades de comunicação com os profissionais e dos possíveis reflexos que essa limitação pode eventualmente gerar no cuidado-de-si. Embora alguns deles reconheçam que esse cuidado depende mais deles próprios do que do profissional, não deixam de apontar o papel do médico na orientação e ênfase dada quanto aos "possíveis caminhos" a serem trilhados para o autocuidado. O caráter eventualmente incisivo do médico foi reconhecido por alguns como positivo, assim expresso: "[...] puxou minha orelha... Mas valeu!".

> [...] *Eu acho que depende mais do paciente do que do médico* [o cuidado com o diabetes]. *O médico ele fala o caminho:* "*Olha, o caminho é esse aqui, olha... Se você quiser seguir, você siga. Se você não quiser, é problema seu*". *Agora... existem maneiras de ensinar o caminho, né? Existem maneiras delicadas e maneiras, assim... Vamos dizer:* "*Não, você vai tomar isso aqui e acabou. Se dane*", *né?* O que eu acho é isso. Que a gente percebe que tem médicos que se dedicam, que se interessam. Outros não. O senhor sabe disso [ri]... *E outra coisa também que eu acho que é muito fácil. Quando sai um remédio novo, ele não quer saber se vai dar reação contrária, se não vai. Ele pá... Manda ver isso aí. Eu acho que devia haver mais um... acompanhamento melhor, né?* É isso o que eu acho... Que eu tenho... Que eu senti, né? Que tem uns que se dedicam. Tratam a gente com carinho, né? Outros não. Outros é puramente financeiro. O que eu senti. É isso aí. (H3)

> [...] "*E é melhor você passar por um nutricionista*" [disse o médico], né? "*Pra ver direitinho.*" Aí eu fiz um acompanhamento de um ano. [...] *Eu não consegui perder peso, eu não consegui mudar nada.* Aí ela [nutricionista] falou: "*Ah, aí eu vou dispensar você. Você vai pra casa e... tenta segurá o que você pode*", né? *Mas pra mim não... Não foi muito... Não resolveu quase nada, né?* Mais culpa minha. Eu sou franca em dizer. Culpa minha. *Porque eu não consegui seguir à risca tudo o que ela mandava fazer. Era muito rigoroso. Ela queria uma... Uma dieta de mil e quinhentas calorias. E por mais que eu tentasse, eu não conseguia.* Uma que eu não tenho poder aquisitivo pra comer só aquilo que manda. Não posso. Não tem como... [...]. (M3)

> *Então, pra mim foi bom... com ele* [médico] *eu me sentia melhor, eu me sentia mais à vontade, conversava melhor, né? Porque a consulta é tudo, também, né? A gente confia muito na pessoa, porque quando a pessoa, nossa...* [...] Confiança eu tinha nele, né? O modo dele consultar... Ele era uma pessoa assim... Ele ia consultar, ele escutava, ele dava... *Tem médico que na consulta... Ele não escuta o paciente, né? E ele não.* Deixava [fala lentamente] *a gente falá... E ele mesmo perguntava bastante.* Era gostosa a consulta com ele. Eu ficava bem à vontade, então... *Ajuda muito a gente essas coisas, não? A gente pega uma confiança, né?* [...] (M1)

Nesse campo problemático, identificamos um saber-fazer mobilizado.

• *Saber-fazer*
a) Saber adaptar a recomendação nutricional às condições pessoais ajuda a realizar o cuidado-de-si.

> *Aí eu fiz um acompanhamento de um ano.* [...] *Eu não consegui perder peso, eu não consegui mudar nada. Aí ela* [nutricionista] *falou: "Ah, aí eu vou dispensar você. Você vai pra casa e... tenta segurá o que você pode", né? ... Porque eu não consegui seguir à risca tudo o que ela mandava fazer. Era muito rigoroso. Ela queria uma... Uma dieta de mil e quinhentas calorias. E por mais que eu tentasse, eu não conseguia. Eu tentei adaptar, sim. Da minha maneira. Não comer tanto as outras coisas, mas não é sempre que dá pra comer só o que... né? Fim de mês, aí não dá pra ficar fazendo feira, essas coisas, né? É complicado.* (M3)

Quando há uma descontinuidade no seguimento médico

Alguns participantes deste estudo reconheceram, como usuários de um mesmo serviço de saúde, a dificuldade que é imposta ao autocuidado quando há uma descontinuidade no seguimento médico. A continuidade no acompanhamento de seu cuidado com um mesmo profissional permite assegurar a familiaridade deste médico com "seu problema", a manutenção do tratamento e lhes dá maior "liberdade" com o profissional.

> *O certo seria ter um médico só, sempre que for marcar o retorno, sempre aquele médico, né? Ele tá* [por dentro do...] *problema seu e você já pega aquela liberdade com ele, não é verdade? Agora, cada vez que você vem...* No caso da minha mulher [portadora de diabetes que sofreu amputação dos membros inferiores, também presente no grupo focal], falei: *"A senhora* [médica] *vai tratar os problemas dela desde o começo?". Porque cada médico que ela vai, ela tem que contar sempre aquela mesma história* [da amputação dos membros] *que aconteceu com a gente. Não é verdade? Isso machuca muito a gente.* (GF4, H1)

> *É bom ter um médico só por causa disso. No caso aqui, por exemplo, ela ia no médico. É um médico que atende, dá medicamento. Quando passava, vamos supor, 60 dias, 90 dias, vamos ao retorno. Você volta, é outro médico que atende, tira o medicamento daquele primeiro médico e passa o dele. É o que tá acontecendo com ela.* (GF4, H1)

Para lidar com as dificuldades relacionadas a esse campo problemático, reconhecemos um saber mobilizado:

- *Saber-ser*
a) Saber valorizar e perseguir a continuidade do seguimento médico.

> *Eu não tenho esse problema porque sou decidida. [...] Nesse ponto de médico, eu sou decidida e me trato sempre com o mesmo.* Há um tempo atrás, eu precisava passar com a [doutora]... E aí eu cheguei lá... [à recepção]... Falei: "Ó, eu precisava falar com o doutora...". "É, mas nós tamos em greve", não sei o quê, pipipi pipipi. É urgente?" Eu falei: "Eu só vou saber se é urgente quando o médico me examinar". Não é verdade? Eu tô me sentindo mal, vou falar "Não, não é urgente"? Eu simplesmente perguntei: "Em que sala ela tá atendendo?". Aí fiquei na porta da sala. Quando ela abriu... Pronto. Passei com ela, ela me examinou, conversou comigo, decidiu os exames que eu precisava. E pronto. Nesse ponto de médico, eu sou decidida. E me trato sempre com o mesmo. (GF4, M6)

Quando o intervalo entre as consultas médicas é muito longo

Uma das portadoras, em entrevista em profundidade, quando convidada a fazer sugestões para aprimorar a qualidade da assistência ao diabetes, trouxe como problema o intervalo muito grande entre as consultas. Para ela, isso poderia gerar dificuldades especialmente para os portadores em "pior" situação. Essa entrevistada sugeriu a organização do fluxo e cronograma da assistência (aspecto bastante comentado na literatura voltada à organização da atenção a pacientes crônicos em serviços ambulatoriais), o que demonstrou um "saber-fazer" que ultrapassa a esfera do cuidado-de-si.

Então, por exemplo, eu venho a cada três meses. *Eu acho que é bastante [tempo] três meses, podia ser menos, né?* [...] Eu acho que podia... Porque eu, não é o caso. *Mas tem gente que é pior do que eu e vem a cada três meses.* [... E,] que fosse pelo menos a cada dois meses, pra fazer exame... Nem que não passasse [...] pela médica... Só colhe [a glicemia] e vê como está, né? Nem precisava passar por consulta toda vez. Porque aí pegando o prontuário sabe como está a diabetes. No caso, eu acho que tinha que ter um controle diferente. É muito tempo três meses. (M1)

• *Saber*
a) Saber que uma assistência à saúde mais contígua apoia o autocuidado e autocontrole.

[...] *Eu acho que é bastante [tempo] três meses, podia ser menos, né?* [...] [E] *que fosse pelo menos a cada dois meses, pra fazer exame... Nem que não passasse* [...] *pela médica... Só colhe* [a glicemia] *e vê como está, né?* [...] (M1)

Finalizada a exposição dos 25 campos problemáticos do viver com diabetes e das respectivas competências reconhecidas em cada um desses campos, apresentamos no Quadro, 4 a seguir, o conjunto das "competências efetivas" nessa "comunidade de destino". Dispostas agora em outra ordem (alfabética) e retiradas de seu campo (problemático) de produção, é possível uma visão de conjunto do conhecimento disponível e da riqueza desse "saber da experiência" (ou, ao menos, de parte do que pudemos recuperar com os recursos metodológicos utilizados).

Essa apresentação permite-nos melhor compreender as sutis diferenças presentes entre competências efetivas aparentemente idênticas, diferenciáveis apenas pela "marca" que o problema que as mobilizou deixou "registrado" em cada uma delas. Examinemos, a título de exemplo, o "saber perceber os 'sinais do corpo'", já nas primeiras linhas do Quadro 4, em suas três variações, incitadas pelo campo problemático que as mobilizou: esse saber ajuda a ajustar o desejo, a cuidar da hipoglicemia e no cuidado-de-si.

Perceber essas discretas variações nos saberes mobilizados, e de seu leque de dispersão delineado pela apreensão das experiências de quem vive a doença, pode ajudar-nos a compreender que até mesmo um saber aparentemente mais normativo ("saber-fazer o controle glicêmico") ganha especificidade e contexto (na forma, por exemplo, de "saber-fazer o controle glicêmico ajuda a realizar o desejo e a não deixar o diabetes dominar a vida") e, portanto, adquire compreensão para a vida concreta. Pensar essas questões instiga-nos a operar a educação em saúde numa outra direção, por referência àquela de caráter mais normativo.

Este é um dos resultados que este estudo pôde mostrar num movimento que foi em sentido oposto ao da abstração, pois o que buscamos foi dar concretude à experiência de viver com o diabetes, com seus campos problemáticos e saberes aí mobilizados.

Por fim, cabe destacar que nesse conjunto reconhecemos um total de 98 saberes, sem considerar aqueles que foram identificados em mais de um campo problemático, pelo mesmo ou mais de um sujeito da pesquisa.

Quadro 4 – Listagem de saberes mobilizados (competências efetivas) em distintos campos problemáticos, estruturados com base nos depoimentos de portadores de diabetes

---

SABER (8)*
- Saber perceber os "sinais do corpo" ajuda a ajustar o desejo à necessidade de cuidado.
- Saber perceber os "sinais do corpo" ajuda a cuidar, mais rapidamente, da hipoglicemia.
- Saber perceber os "sinais do corpo" ajuda no cuidado-de-si.
- Saber quais são as medidas requeridas para o autocuidado com os pés.
- Saber que as bebidas alcoólicas possuem açúcar e são prejudiciais ao controle do diabetes pode ajudar a reduzir seu consumo.
- Saber que o diagnóstico mais precoce do diabetes pode evitar ou adiar o aparecimento de complicações da doença.
- Saber que um melhor autocuidado permite reduzir a dose da medicação utilizada.
- Saber que uma assistência à saúde mais contígua apoia o autocuidado e autocontrole.

SABER SER (40)
- Saber aceitar a condição de portador ajuda a enfrentar as possíveis complicações do diabetes.
- Saber aceitar a condição de portador ajuda a enfrentar e a realizar o cuidado-de-si (2).**
- Saber aceitar a condição de portador ajuda a enfrentar o cuidado-de-si requerido.
- Saber aceitar o diabetes e não deixar a doença dominar a vida.
- Saber aceitar uma complicação grave ajuda a não deixar a doença dominar a vida.
- Acreditar na possibilidade de aprender a se controlar ajuda a buscar estratégias de autocuidado.
- Saber assegurar a autonomia contribui para não deixar o diabetes dominar a vida.
- Saber assegurar a autonomia para decidir sobre o cuidado-de-si.
- Saber brincar ajuda a controlar o excesso de disciplina e a não deixar o diabetes dominar a vida.
- Saber brincar com as situações difíceis ajuda a enfrentar o medo das complicações do diabetes.
- Saber controlar o desejo comendo um pedacinho do que gosta ajuda a realizar o cuidado-de-si.
- Saber controlar o desejo comendo um pouco do que gosta contribui para não deixar o diabetes dominar a vida.
- Saber controlar o desejo comendo um pouquinho do que gosta quando cozinha.
- Saber controlar o desejo não fazendo o que gosta.
- Saber dar valor à vida ajuda a enfrentar a condição de portador.
- Saber dar valor à vida ajuda a enfrentar a condição de portador e a realizar o cuidado-de-si.
- Saber dissimular o desejo para não comer o que gosta ajuda a realizar o cuidado-de-si.
- Saber enfrentar as dificuldades de ser portador ajuda a aceitar e a realizar o cuidado-de-si (2).
- Saber esquecer (um pouco) o diabetes para não deixar a doença dominar a vida (2).

- Saber esquecer o diabetes ajuda a enfrentar a condição de portador.
- Saber esquecer o que gosta para vencer o desejo.
- Saber evitar o que gosta para vencer o desejo e realizar o cuidado-de-si.
- Saber evitar o que gosta, não indo a festas, para vencer o desejo e realizar o cuidado-de-si.
- Saber realizar o cuidado para não deixá-lo dominar a vida.
- Saber realizar o cuidado sem deixar-se dominar pela rigidez das normas.
- Saber realizar o desejo procurando compensar o que excedeu à norma.
- Saber rezar e ter fé ajuda a controlar o nervosismo e a realizar o cuidado-de-si (2).
- Saber valorizar-se ajuda a enfrentar as dificuldades de cuidado-de-si.
- Saber valorizar a realização de atividades que goste pode ajudar no cuidado-de-si.
- Saber valorizar e perseguir a continuidade do seguimento médico.
- Saber valorizar os novos recursos disponíveis para o cuidado-de-si ajuda a enfrentar o diabetes e a superar o sofrimento provocado.
- Saber viver sem deixar o diabetes dominar a vida (2).
- Ter consciência de que tem que enfrentar as dificuldades que a doença impõe.
- Ter esperança em condições melhores de tratamento ajuda a enfrentar o receio de tomar insulina.
- Ter esperança em outro tipo de tratamento ajuda a enfrentar o incômodo das aplicações de insulina.
- Ter esperança na cura ajuda a enfrentar o medo das complicações.
- Ter esperança na possibilidade de cura do diabetes ajuda a enfrentar a condição de portador.
- Ter esperança na possibilidade de surgirem novos recursos que facilitem o cuidado-de-si ajuda a aceitar o diabetes.
- Ter fé ajuda a aceitar e a conformar-se quanto à condição de portador de diabetes (2).
- Ter fé ajuda a enfrentar as dificuldades de relacionamento na família e a realizar o cuidado-de-si.

SABER FAZER (33)
- Saber adaptar a dieta frente à dinâmica da vida.

- Saber adaptar a dieta para evitar crises de hipoglicemia.
- Saber adaptar a dieta, quando há restrição financeira, pode ajudar a realizar o autocuidado.
- Saber adaptar a recomendação nutricional às condições pessoais ajuda a realizar o cuidado-de-si.
- Saber adaptar a recomendação nutricional às condições pessoais.
- Saber buscar apoio e informação para o autocuidado mesmo quando a família não apoia essa iniciativa.
- Saber buscar o apoio dos profissionais para o controle glicêmico e o ajuste da insulina quando o indivíduo sente o diabetes descompensar ajuda no cuidado-de-si.
- Saber buscar o controle da glicemia capilar ajuda no cuidado-de-si.
- Saber controlar a glicemia para evitar sintomas e o agravamento de complicações.
- Saber cozinhar para a família sem deixar de fazer o cuidado-de-si.
- Saber cuidar de uma crise de hipoglicemia.
- Saber cuidar dos pés ajuda a evitar complicações (2).
- Saber fazer a dieta adequada ajuda a realizar o autocontrole, mesmo quando o portador está nervoso.
- Saber fazer a dieta ajuda a realizar o cuidado-de-si (2).
- Saber fazer a dieta buscando um equilíbrio entre a norma e a falta do necessário (a fome) ajuda a não deixar o diabetes dominar a vida.
- Saber fazer a dieta utilizando os novos recursos dietéticos ajuda a não deixar o diabetes dominar a vida.
- Saber fazer a glicemia capilar ajuda a controlar alguns sintomas do diabetes.
- Saber fazer a glicemia capilar ajuda a evitar a ocorrência de crises de hipoglicemia.
- Saber fazer a glicemia capilar ajuda a lidar com o diabetes, mesmo quando não há sintomas.
- Saber fazer o controle da glicemia capilar sem deixar o cuidado dominar a vida.
- Saber fazer o controle glicêmico ajuda a realizar o desejo para não deixar o diabetes dominar a vida.
- Saber fazer o controle glicêmico com o apoio do serviço ajuda a aceitar a condição de portador.

- Saber fazer o controle glicêmico sem deixá-lo dominar a vida.
- Saber fazer o fracionamento da dieta ajuda a controlar o diabetes.
- Saber orientar os filhos para a prevenção do diabetes.
- Saber realizar a dieta mesmo quando não encontra apoio de familiares.
- Saber realizar o autocuidado para estabilizar a glicemia.
- Saber reutilizar o material requerido para o autocuidado permite não interromper o cuidado-de-si.
- Saber se alimentar para dar conta das demandas cotidianas.
- Saber se alimentar para responder aos "sinais" do corpo.
- Saber usar a medicação para compensar a dificuldade de fazer a dieta em razão do ônus de cuidar de um outro.
- Saber utilizar alimentos *diet* para controlar o desejo e a realizar o cuidado.
- Saber utilizar bebida sem álcool para controlar o desejo e a realizar o cuidado.

SABER COMUNICAR (17)
- Saber partilhar com amigos as restrições ajuda a enfrentar o diabetes.
- Saber partilhar experiências com outros portadores ajuda a enfrentar o diabetes.
- Saber partilhar os problemas com os outros ajuda a enfrentar as dificuldades de relacionamento com a família.
- Saber receber o apoio de outros membros da família no enfrentamento dos conflitos familiares ajuda o cuidado-de-si.
- Saber comunicar-se com o médico ajuda a enfrentar as complicações.
- Saber comunicar-se com o médico buscando um regime alimentar adequado às necessidades ajuda a realizar o cuidado-de-si.
- Saber comunicar-se com o médico para buscar a satisfação de um desejo ajuda a não deixar a doença dominar a vida.
- Saber comunicar-se com o médico pode ajudar a evitar os efeitos colaterais dos medicamentos.
- Saber comunicar-se com o profissional e aceitar seu apoio ajuda a enfrentar as dificuldades no cuidado-de-si (2).
- Saber comunicar-se com o profissional e expor seus limites ajuda no cuidado-de-si.
- Saber comunicar-se com quem cozinha, em busca de uma dieta mais saudável, ajuda a realizar o cuidado-de-si.

- Saber comunicar para receber o apoio da esposa ajuda no enfrentamento dos problemas.
- Saber comunicar para receber o apoio da família ajuda a aceitar a condição de portador.
- Saber comunicar para receber o apoio da família ajuda a controlar o desejo e a realizar o cuidado-de-si.
- Saber comunicar para receber o apoio de amigos ajuda a controlar o nervosismo.
- Saber comunicar para receber o apoio de familiares ajuda o cuidado-de-si.
- Saber comunicar para receber o apoio do cônjuge e estar preparada para cuidar de uma crise de hipoglicemia.

* Entre parênteses, destacamos a frequência de distintos saberes mobilizados dentro de um mesmo tipo de saber (saber, saber-ser etc.).
**Entre parênteses, indicamos a frequência com que um mesmo saber aparece em outro campo problemático, identificado seja no discurso de um mesmo sujeito seja no de outro.

Os campos problemáticos de quem vive o diabetes na literatura científica

Realizamos uma breve aproximação com a literatura com o propósito de explorar temas relacionados à experiência de ser portador do diabetes, voltando-nos especialmente para os obstáculos que essa vivência impõe sobre o modo de viver dos diabéticos. Esse processo significou dialogar especialmente com a crescente produção, nas duas últimas décadas, dos campos da "sociologia da doença e da saúde" e da "antropologia médica e da saúde", voltada a apreender a experiência de portadores de doenças crônicas, dada a relevância que essas enfermidades assumiram contemporaneamente. Diferentes perspectivas teóricas de investigação dessa "experiência leiga com a saúde, a doença e o cuidado"[14] emergiram nas ciências sociais ante a restrita capacidade de a biomedicina compreender tais dimensões (Bury, 2001).

Em comum, tais estudos, mais recentes das doenças crônicas, têm buscado superar a visão do "papel de doente" construída pela

---
14 Para uma primeira aproximação com algumas correntes de investigação nesse campo, ver Prior (2003).

sociologia funcionalista de Parsons. Apoiada na natureza das doenças agudas, a concepção parsoniana toma o paciente como mero recipiente da intervenção médica, apenas cabendo ao doente cumprir as prescrições médicas. Essa teoria se mostrou inadequada para lidar com a complexidade do universo das doenças crônicas, como o diabetes, em que se confere ao portador a responsabilidade de seu cuidado, mediante o autocuidado e o autocontrole (Charmaz, 2000).

O atual reconhecimento dessas questões por pesquisadores do próprio campo multidisciplinar de investigação sobre o diabetes explica a crescente produção de pesquisas qualitativas voltadas a apreender o mundo de quem vive a doença, estudos que, também, incorporamos nessa revisão.[15]

Os campos problemáticos estruturados nesta investigação, já apresentados neste capítulo, são as "categorias" que orientaram esse diálogo com a literatura voltada a apreender as dificuldades vivenciadas pelos portadores de diabetes para realizar seu cuidado-de-si.

A primeira dimensão explorada foi aquela que chamamos de *adoecer* e que, em nosso estudo, corresponde a cinco campos problemáticos que agrupamos em torno desse primeiro momento do viver com diabetes. Como comentamos no capítulo 2, esse período do adoecimento por uma doença crônica foi reconhecido como uma "situação crítica" experimentada pelos portadores, na qual houve uma "ruptura" no modo como se organizava sua vida cotidiana e sua autoimagem (Bury, 1982). Por essas e outras repercussões identificadas, esse período de instalação e vivência de uma doença crônica compõe, concretamente, uma fonte de sofrimento e dificuldades para que os indivíduos possam "reorganizar" a vida e conviver com a doença realizando o cuidado-de-si. Ainda que o clássico estudo de Bury (1982) tenha tratado de indivíduos recém-acometidos de artrite reumatoide, os aspectos já destacados foram reconhecidos para outras condições de instalação de uma doença crônica, inclusive o diabetes tipo 2.

---

15 A incorporação das ciências sociais nesse campo de investigação foi tratada, mais detalhadamente, no capítulo 2.

O impacto provocado pelo diagnóstico desse diabetes é reconhecido, por diferentes estudos da experiência de portadores, como responsável por grande sofrimento, dada a percepção de uma ruptura que provoca no sentimento de integridade desses indivíduos com um luto de seu estado anterior de saúde, seja pelo medo das complicações mais graves da doença, agudas ou crônicas, seja pelas restrições especialmente dietéticas impostas, que se acompanham de sentimentos de raiva, ansiedade, tristeza etc. (Lacroix et al., 1995; Greenhalgh et al., 1998; Samuel-Hodge et al., 2000; Bolaños & Sarría-Santamera, 2003). O medo que sentem aqueles que perderam familiares em decorrência do diabetes pode motivá-los a buscar o autocontrole já nos primeiros meses após o diagnóstico (Dietrich, 1996), como vimos em relatos obtidos em nosso estudo. Diante da doença, muitos indivíduos se perguntam "Por que eu?, Por que agora?" e buscam interpretar essa condição (*illness*) dentro de seu universo de crenças, valores e sua experiência subjetiva (Laplantine, 1991; Pierret, 2003), construindo um "modelo de explicação" mais orientado para as possíveis consequências e influências sobre seu cotidiano (Hornsten et al., 2004). A expressão dessa experiência subjetiva do portador varia amplamente no diabetes tipo 2, pois a vivência desse momento do diagnóstico pode acontecer sem a manifestação de sintomas e complicações para alguns, enquanto, para outros, ela se dá com variada sintomatologia e eventual presença de complicações (Murphy & Kinmonth, 1995).

Uma "transformação" marca a passagem desse período do *adoecer*, do impacto inicial produzido pelo diagnóstico, para outro momento geralmente reconhecido como mais positivo em que os pacientes, finalmente, aceitam sua condição, o que frequentemente requer tempo e "controle" dessa nova situação com sua incorporação ao cotidiano.[16]

---

16 Há diferentes visões em torno dessa ideia de "transformação" experimentada pelo indivíduo que desenvolve uma doença crônica. Em oposição à concepção da doença crônica como um fardo para seu portador, há corrente que sugere que essa experiência pode permitir à pessoa uma vivência transformadora e positiva, previamente inacessível na condição de "sadio". A noção de "transformação" que nos parece mais interessante, para marcar esse primeiro estágio de adaptação cotidiana ao diabetes, é aquela proposta por Paterson et al. (1999) como um processo que não é linear,

Esse novo período é também entendido como um processo de "normalização" da doença e de seu cuidado, à medida que as mudanças e adaptações requeridas pelo tratamento se tornam rotineiras e o portador busca minimizar seu impacto no dia a dia (Charmaz, 2000). Alguns indivíduos, no entanto, tornam-se resignados e não esperam nada mais que um desfecho negativo na evolução de sua doença (Lacroix et al., 1995; Hornsten et al., 2004).

Essas referências correspondem, de certo modo, àquelas que nos levaram a estruturar os campos em torno da dificuldade de aceitação da doença em razão da ruptura que provoca na vida, do medo das complicações e, ainda, pelo sofrimento mental gerado nesse processo.

Como já vimos, os outros obstáculos ao autocuidado e autocontrole no diabetes tipo 2 que reconhecemos e agrupamos em quatro esferas do viver cotidiano com diabetes são: *o cotidiano e o cuidado-de-si*; *o cotidiano, o cuidado-de-si e outro*; *o cotidiano, o cuidado-de-si e a rede social*; e *o cotidiano, o cuidado-de-si e os profissionais de saúde*. Encontramos certa proximidade de nossa macrocategorização com a de alguns autores que, genericamente, estabelecem quatro grupos de problemas que, mais provavelmente, explicam a expressiva variabilidade de comportamento de autocuidado e que envolvem características: dos pacientes, de suas famílias, do sistema de saúde e dos profissionais e o contexto social e de trabalho (Glasgow et al., 1999). Embora a literatura que trata das práticas de autocuidado e autocontrole no diabetes tipo 2 seja ampla, a bibliografia a respeito das dificuldades enfrentadas para a realização dessas práticas sob a "ótica do paciente" é bem mais restrita, como apontam Schoenberg & Drungle (2001).

Questão universalmente reconhecida como o principal problema dos portadores de diabetes tipo 2 é a sua adaptação às recomendações dietéticas e a dificuldade de nunca mais poder "comer e beber normalmente" como todos os outros (Cohen et al., 1994; Anderson et al., 1998; Hunt et al., 1998; Glasgow et al., 1999). Os participantes de

---

mas evolutivo, dinâmico e marcado por períodos de equilíbrio, seguido de fases de instabilidade com recaídas e períodos de equilíbrio.

nosso estudo apontaram esse tema como o mais difícil de lidar, como vimos expresso nos discursos dos portadores em distintos campos problemáticos.

Investigações realizadas com diferentes populações, inclusive minorias étnicas, apontam essa dimensão como das mais relevantes para o cuidado-de-si (Cohen et al., 1994; Dietrich, 1996; Anderson et al., 1998; Hunt et al., 1998; Samuel-Hodge et al., 2000). Um estudo norte-americano com "latinos" levantou como principal questão psicossocial, entre portadores de diabetes, a dificuldade que parte das mulheres tem para seguir as recomendações dietéticas ao cozinharem para a família e atenderem a pedidos para o preparo de pratos da culinária tradicional ao invés daqueles recomendados pelos profissionais de saúde (Anderson et al., 1998). Outro estudo identificou esse mesmo problema no discurso de portadores entrevistados (Dietrich, 1996). Esse campo problemático também está presente em nosso estudo como expressão do papel social ocupado pela mulher.

Outra restrição ao cuidado-de-si ocorre, como identificado por diferentes autores, quando o diabético exerce a função de cuidador de membros da família, função também tradicionalmente feminina (Hunt et al., 1998; Anderson et al., 1998). Cuidar de um outro, especialmente quando está doente, constrange a realização do autocuidado em razão do comprometimento de parte significativa do tempo nesse trabalho, além de ser fator gerador de estresse pelo grau de responsabilidade e tensão envolvido (Samuel-Hodge et al., 2000). Como igualmente verificamos em nossa investigação, esses autores apontam que ser cuidador repercute sobre o cumprimento das recomendações dietéticas e sobre a realização de atividade física.

Esse conjunto de questões relativas ao papel de cuidadora, particularmente da mulher, seja no cuidar do outro seja no cozinhar para a família, estruturou em nossa pesquisa uma esfera de dificuldades: *o cotidiano, o cuidado-de-si* e *o outro*.

Outra dimensão reconhecida por inúmeros autores como muito importante para o autocuidado no diabetes é a participação da família do paciente ou de sua rede social de apoio (Edelstein & Linn, 1985; Anderson et al., 1995a; Dietrich, 1996; Fisher et al., 2000; Samuel-

Hodge et al., 2000; Van Den Arend et al., 2000), embora seja uma das menos valorizadas na prática clínica. A eventual característica dessa rede, associada a outras dimensões, pode explicar a enorme variabilidade nessas práticas de cuidado. Exercerá forte influência positiva ou negativa sobre o cuidado-de-si o modo como se estabelecem as relações na esfera familiar, na medida em que o autocuidado se realiza, essencialmente, no âmbito doméstico. Mesmo porque os comportamentos de autocuidado e autocontrole, geralmente tomados como exclusivamente individuais, representam de fato uma combinação de rotinas, hábitos e condutas de diferentes membros desse núcleo íntimo da rede social (Fisher et al., 2000; Denham, 2003).

A falta de apoio e envolvimento de membros da família e amigos aparece como segundo obstáculo mais importante à realização do autocuidado no diabetes tipo 2, na opinião de "latinos" (Anderson et al., 1998). Em nosso estudo, ao reconhecermos essa questão em diversos relatos, estruturamos "a dificuldade de realizar o cuidado-de-si quando a família não apoia o portador" como um dos campos problemáticos. Lacroix et al. (1995, p.308) recolheram depoimentos, muito próximos do que obtivemos, em que os familiares frequentemente "não acreditam na condição de doente ou, ao contrário, assumem uma posição de tutor, controlando e eventualmente proibindo certas coisas".

Outras características da relação familiar podem provocar impactos negativos nas práticas de autocuidado e autocontrole, como: uma baixa coesão familiar, uma condição familiar de permanente conflito, problemas de natureza conjugal constantes etc. (Fisher et al., 2000). Do mesmo modo, em nossa pesquisa, a natureza conflituosa da dinâmica familiar aparece como outro campo problemático, no qual incluímos as dificuldades na esfera conjugal. Esse campo articulado ao anterior (quando a família não apoia o portador) nos permitiu reunir esse conjunto de dificuldades como: *o cotidiano, o cuidado-de-si* e *a rede social*. Cabe apontar que problemas dessa esfera estão presentes também em outros campos identificados, como na dificuldade de cuidar de si em razão do nervosismo e da depressão, dadas as repercussões dos problemas familiares sobre a saúde mental do portador.

Voltar-nos-emos, agora, à discussão dos campos problemáticos agrupados na "macrocategoria" *o cotidiano* e *o cuidado-de-si* que representa o maior conjunto de obstáculos à realização do autocuidado e autocontrole que estabelecemos, segundo nossos critérios.

Estudos sobre a interpretação que pacientes fazem sobre sua doença podem ser úteis para nossos objetivos quando buscam estabelecer correlações entre as concepções dos próprios sujeitos, suas práticas de cuidado e as barreiras que enfrentam para realizá-las. Um desses estudos identificou que os portadores de diabetes, em uma variabilidade de posturas, orientam seu autocuidado sob duas lógicas distintas: aqueles que pautam suas ações para evitar a manifestação de sintomas agudos e os que buscam impedir a manifestação de complicações crônicas. Esse estudo apontam ainda que alguns pacientes, do primeiro grupo, quando assintomáticos não desenvolvem seu cuidado, ainda que não desconheçam o risco das complicações (Murphy & Kinmonth, 1995). Este foi também um dos campos problemáticos que identificamos em nosso estudo: a dificuldade de realizar o cuidado-de-si quando não há sintomas. Van Den Arend et al. (2000) veem essa questão como uma restrição à "motivação" do paciente para o autocuidado, especialmente quando há uma discordância entre parâmetros metabólicos e sintomas de complicações.

Peel et al. (2004) mostram, em estudo qualitativo com portadores de diabetes tipo 2, que, para a maioria dos pacientes assintomáticos, o uso do automonitoramento da glicemia capilar é o que lhes permite tornar visível o que é imperceptível. Em nosso estudo, houve poucos relatos de sua aplicação sistemática nessa condição, provável expressão de seu uso mais restrito entre os participantes da pesquisa.

Consoante com um dos campos problemáticos que identificamos – a dificuldade de cuidar de si em razão do nervosismo ou depressão –, há, na literatura, um forte reconhecimento do estresse[17] relacionado ou não ao diabetes, além da presença de sintomas negativos, como frustração, ansiedade, medo, tristeza e raiva, como uma das dificuldades

---

17 O estresse é reconhecido como um fator de risco e etiológico de bem provável implicação com o desenvolvimento do diabetes tipo 2 (International Diabetes Federation, 2002).

para a realização do autocuidado (Skinner, 2004; Rock, 2003; Iwasaki et al., 2005). Diferentes agentes estressores foram identificados, entre mulheres com diabetes, como importantes barreiras ao cuidado-de-si e relacionados à situação de trabalho, ao já citado papel de cuidadora da família e aos diferentes papéis assumidos pela mulher em distintos estágios da vida (como o cuidado das crianças, a aposentadoria etc.). Para muitas mulheres, o próprio diabetes aparece como uma fonte de sofrimento mental, de modo semelhante ao que encontramos em nosso estudo, ainda que os autores considerem menos relevantes os estressores produzidos pela própria doença quando comparados àqueles citados há pouco (Samuel-Hodge et al., 2000).

Embora, em nosso pesquisa, não tenha sido possível melhor detalhar o sentido dado pelos participantes ao termo "depressão", a importância que atribuíram e a frequência com que esse problema aparece em seus discursos podem sugerir uma relação com a alta prevalência[18] dessa doença entre os portadores de diabetes tipo 2. Sua importância ultrapassa seu caráter de morbidade psiquiátrica, dado o impacto negativo que provoca sobre distintas dimensões do autocuidado e autocontrole, agravado pela relação cíclica entre estas condições – o diabetes e a depressão –, ou seja, a piora de uma condição compromete a outra, e assim sucessivamente (Glasgow et al., 1999; Moreira et al., 2003; Skinner, 2004).

O consumo de álcool tem sido pouco estudado como possível barreira ao autocuidado e autocontrole no diabetes tipo 2, embora sejam conhecidas as consequências de seu consumo excessivo sobre o comportamento dos indivíduos (Johnson et al., 2000),[19] ainda que variáveis e tênues sejam os limites culturalmente estabelecidos entre consumo socialmente tolerado e o abusivo.

---

18 A depressão atinge aproximadamente 15% dos portadores de diabetes, o que corresponde a uma prevalência três vezes maior do que na população geral americana (Gavard et al., 1993).

19 Revisão sistemática sobre o consumo de álcool e os efeitos sobre portadores de diabetes tipo 2 encontrou associação positiva entre uso moderado de álcool e redução da incidência de diabetes e de doenças cardíacas entre portadores de diabetes (Howard et al., 2004).

Diferentes autores identificaram um inadequado autocuidado dietético entre portadores de diabetes que consumiam álcool (Cox et al., 1996; Johnson et al., 2000) e uma baixa aderência à prescrição de insulina e automonitorização da glicemia capilar entre aqueles com um consumo exagerado de bebida alcoólica (Cox et al., 1996).

Esse foi um dos obstáculos ao autocuidado apontado pelos próprios portadores homens em nossa pesquisa, como vimos nos depoimentos de alguns deles, ao reconhecerem seu hábito de consumo de bebidas alcoólicas prejudicial ao diabetes, sobretudo pela quantidade de açúcar presente nesses produtos.

Entre os sintomas negativos citados na literatura como possível barreira à realização do cuidado-de-si, está o frequente medo da insulina presente entre os portadores que utilizam medicação oral.[20] Esse temor estaria mais relacionado à sensação de dependência que provoca, ao desconforto das aplicações, ao potencial risco de morte numa hipoglicemia e a outras crenças relacionadas ao uso da insulina (Hunt et al., 1997; Skinner, 2004), o que alguns autores chamam de uma "resistência psicológica à insulina".[21] A prescrição da insulina indicaria para muitos pacientes ter chegado num estágio bastante avançado da doença, enquanto, para outros, seria expressão do fracasso pessoal em controlar seu diabetes, e há ainda os que entendem que a insulina poderia provocar sérios problemas de saúde, como cegueira, perda de dentes, comprometimento de órgãos (como o rim etc.), podendo representar até uma "sentença de morte" (Hunt et al., 1997; Snoek, 2002; Bolaños & Sarría-Santamera, 2003; Dunning, 2004). Os próprios médicos, muitas vezes, fomentam esse medo em seus pacientes ao se referirem à insulina em tom de ameaça para forçar a aderência ao tratamento prescrito (Lauritzen & Zoffmann, 2004).

Em nossa pesquisa, encontramos muitos elementos comuns a esses da literatura: o medo da insulina foi tema destacado de discussão entre os participantes dos grupos focais, especialmente dos que faziam uso

---

20 Apenas de 13% a 28% dos portadores de diabetes tipo 2, que fazem uso de medicação, utilizam a insulina em seu tratamento (Datamonitor, 2004).
21 Numa analogia ao conceito fisiopatológico de "resistência periférica à insulina".

de medicação oral, o que nos permitiu reconhecer essa dimensão como outro campo problemático.

Embora com pouco destaque na literatura sobre a experiência do viver com diabetes, sobretudo para o tipo 2,[22] as crises de hipoglicemia e hiperglicemia também aparecem como dimensões que provocam dificuldades especiais no autocuidado. O controle estrito da glicemia, mediante um grande esforço por mantê-la o mais próximo da normalidade, pode provocar uma maior frequência de episódios de hipoglicemia. Ou, como bem expressa um portador citado por Rajaram (1997, p.286): "Quanto melhor controle você tiver, mais reações você acabará tendo [...]".

Por causa dessa e de outras dificuldades, os portadores buscam um equilíbrio em seu autocuidado (*balancing act*) para minimizar os ônus do controle (como as crises de hipoglicemia), mantendo uma satisfatória qualidade de vida, e estabelecer um controle glicêmico que previna episódios de hiperglicemia para preservar a vida em longo prazo (Snoek, 2002).

A crise de hipoglicemia se caracteriza pelo aparecimento de diferentes sintomas (tremor, sudorese, palpitação, borramento visual, ansiedade, confusão, cansaço, fraqueza, vertigem, dificuldade de falar, náusea e cefaleia), e a sua manifestação pode ocorrer dentro de uma variedade de situações, desde aquela que se resolve com o autocuidado àquela que requer uma assistência médica de emergência (Rajaram, 1997; Goldman & Bennett, 2001).[23] As possíveis consequências da hipo e hiperglicemia requerem, muitas vezes, o apoio de pessoas próximas (por exemplo, familiares e colegas de trabalho) que estejam habilitadas a reconhecer essas situações e a intervir adequada e prontamente (Paterson et al., 1998; Thorne & Paterson, 2001).

A experiência de portadores de diabetes com a hipoglicemia foi pesquisada por Rajaram (1997), entre indivíduos com o tipo 1 e seu(a)

---

22 O que pode ser explicado pelo fato de os pacientes com diabetes tipo 1 serem mais propensos a apresentar hipoglicemia (Scherwin, 2001).

23 Estima-se que de 3% a 4% das mortes relacionadas ao diabetes, entre portadores que fazem uso de insulina, decorrem de uma hipoglicemia (Scherwin, 2001).

s parceiro(a)s. A vivência dessa condição é percebida pelo indivíduo como uma "perda de controle sobre o próprio corpo e a situação vivida" (Rajaram, 1997, p.285), gerando uma ruptura em seu cotidiano e em sua identidade pessoal e social, com um sentimento de maior dependência e limitação provocada pela doença, de modo próximo a que discutimos para o adoecer.

Nem todas essas dimensões estiveram presentes em nosso estudo, dado que a literatura toma como objeto o tipo 1, condição em que a hipoglicemia é a complicação mais frequente (Scherwin, 2001). Entre os participantes de nossa pesquisa, as manifestações mais significativas em relação a hipoglicemia foram o medo e a insegurança provocados pelo caráter de incerteza e imprevisibilidade no aparecimento da crise de hipoglicemia, bem como a intensidade dos sintomas experimentados, como exposto por Rajaram (1997). O medo da hipoglicemia é considerado o principal motivo para que o controle glicêmico não seja o mais próximo da normoglicêmia, como preconizado, pois um rigoroso controle metabólico aumenta o risco de ocorrência de hipoglicemia (Boisen et al., 2003).

O reconhecimento de queda da glicemia pode ser detectado tanto por sua aferição com o glicômetro em casa como pela percepção de seus sintomas ou por ambas (Rajaram, 1997),[24] como relataram diferentes participantes de nosso estudo. Embora portadores de diabetes tipo 2 se sintam mais responsáveis por seu cuidado e mais autônomos diante dos profissionais e serviços ao realizarem seu automonitoramento da glicemia capilar, outros relatam que se sentem "obsessivos" com essa rotina e tendem a adaptar a frequente recomendação de aferição diária para semanal (Peel et al., 2004). Encontramos depoimentos bastante próximos dos sujeitos de nossa investigação quanto a esses aspectos negativos da aferição da glicemia, especialmente essa "obsessão" em controlar quando o autocontrole é realizado com muita frequência.

Estudos de diferentes comunidades apontaram a falta de recursos

---

24 No entanto, Rajaram (1997) chama a atenção para possível (e frequente) restrição dessas formas de detecção precoce da hipoglicemia em razão de "deficiência motora-cognitiva" provocada pela própria hipoglicemia.

econômicos dos portadores como uma das restrições à realização do autocuidado e autocontrole, em razão das restrições que impõe à aquisição de alimentos apropriados, da medicação prescrita ou de outros produtos requeridos para o autocuidado (Lacroix et al., 1995; Anderson et al., 1998; Schoenberg & Drungle, 2001). Do mesmo modo, em nossa pesquisa, esse foi um dos campos problemáticos identificados em razão do constrangimento na realização da dieta e na compra de medicamentos e insumos para o autocontrole e tratamento.

O relevante papel atribuído ao comer e beber na vida cotidiana é fonte de constrangimentos aos portadores de diabetes, especialmente, em reuniões sociais e festas (Cohen et al., 1994; Hunt et al., 1998). Também pode ser gerador de estresse estar a todo o momento pensando quando e o que deve ou não comer para não fugir do controle (Snoek, 2002). Hunt et al. (1998), ao estudarem o modo como os pacientes adaptam as recomendações de autocuidado em seu dia a dia, identificaram que, nesses acontecimentos sociais, alguns pacientes preferem ficar em casa e evitar o estresse, para não se sentirem diferentes dos outros por terem de controlar seu desejo. Enquanto, em condições semelhantes, outros pacientes, por sua vez, ignoram a prescrição dietética e satisfazem sua vontade sem restrições. Nessas duas polares situações, parece-nos que a primeira reforça um certo jeito de deixar a doença dominar a vida, enquanto, na segunda e em oposição a esta, há uma manifesta dificuldade de controlar o desejo.

Estruturamos três campos problemáticos em torno de questões bastante próximas, mas com diferenças sutis: a dificuldade de lidar com a rigidez das normas ante a dinâmica da vida, a dificuldade de realizar o cuidado sem deixar a doença dominar a vida e a dificuldade de controlar o desejo diante da necessidade de realizar o autocuidado.

Esses campos aparecem de modo indireto em diferentes pesquisas que procuram identificar, pela perspectiva dos portadores, como estes lidam com a doença e seu controle. Em metanálise etnográfica, de 43 pesquisas qualitativas com esse recorte, Paterson et al. (1998) expõem distintas expressões de que se adaptar e controlar o diabetes significaria "equilibrar-se num tênue fio" para alcançar um equilíbrio entre as recomendações de autocuidado e autocontrole (as normas) e a necessidade de levar uma vida "normal", o que alguns autores chamam de *balancing act* (ação de equilíbrio). Paterson et al. (1998, p.58) encontraram outras metáforas de equilíbrio, como chamam, nos referidos estudos que, como a anterior, remetem aos nossos campos problemáticos: "ser controlado pela doença" ou "controlar a doença".

Em semelhante direção, outro estudo metaetnográfico (Campbell et al., 2003), já comentado no capítulo 2, expõe a forte relação entre um modo de fazer o autocuidado e autocontrole, caracterizado como uma "não aderência estratégica",[25] e a possibilidade de o diabético alcançar um "equilíbrio em sua vida". Essa condição se dá quando o indivíduo é capaz de "monitorar seus sintomas e adaptar seu tratamento de modo a viver uma vida tão completa quanto possível, em vez de limitá-la social e profissionalmente para aderir rigidamente às recomendações médicas" (ibidem, p.681).

O último conjunto de dificuldades para o autocuidado foi articulado como: *o cotidiano, o cuidado-de-si, os profissionais* e *os serviços de saúde*.

A dificuldade de acesso a uma assistência de boa qualidade é reconhecida, em estudo com usuários do seguro público americano (Medicaid e Medicare), sob distintas facetas, como: a falta de continuidade do cuidado, baixa qualidade da atenção, a dificuldade de agendar consultas e um intervalo muito longo entre as consultas médicas (Schoenberg & Drungle, 2001).

Em outro estudo, apoiado em depoimentos de diabéticos, Bolaños & Sarría-Santamera (2003) reconhecem que uma relação profissional-paciente distante pode ser motivo para este último abandonar o seguimento médico. As dimensões mais valorizadas pelos pacientes na interação com os profissionais são: sentir-se valorizado, ser ouvido pelo profissional e ter confiança neste. As duas últimas são bastante próximas daquelas que identificamos nos discursos dos sujeitos de nossa pesquisa, dentro do campo problemático relativo à "descomunicação" profissional-paciente.

Algumas dessas barreiras, pela expressividade e recorrência em nosso estudo, conformaram três campos problemáticos: quando não

---

25 Para maior detalhamento a respeito, ver capítulo 2.

há uma adequada comunicação com os profissionais de saúde, quando há uma descontinuidade no seguimento médico e quando o intervalo entre as consultas médicas é muito longo.

À guisa de conclusão, cabe-nos lembrar que o percurso que percorremos, nesta discussão sobre a experiência de viver com o diabetes e as dificuldades impostas ao cuidado-de-si, foi orientado pelos campos problemáticos reconhecidos. Portanto, a diversidade e multiplicidade de questões que nos foi possível tratar nesta discussão, sem a pretensão de tê-la esgotado, aponta para a positividade do desenho teórico-metodológico adotado. Nesse sentido, chamou-nos a atenção o número restrito de estudos identificados na literatura que trataram de modo mais ampliado os problemas e as dificuldades que a vivência com o diabetes e o cuidado que lhe é requerido impõem às pessoas.

Examinemos agora, no próximo capítulo, o contraste produzido entre estes dois olhares que pudemos detalhadamente expor nos capítulos 4 e 5: a perspectiva das especialistas em diabetes e a dos próprios diabéticos sobre o autocuidado e autocontrole no diabetes.

6
DO CONSTRUCTO DE DOENÇA À EXPERIÊNCIA DE ENFERMIDADE

> *"O buraco ensina a caber.*
> *A semente ensina a não caber em si."*
> *(Arnaldo Antunes)*

A leitura dos capítulos 3, 4 e 5 permitiu-nos reconhecer dois pontos de vista distintos sobre o autocuidado e autocontrole no diabetes, ainda que coincidentes em diversos aspectos. Não é propriamente uma novidade reconhecer as diferenças de concepções sobre a doença e seu cuidado entre os profissionais de saúde e seus pacientes, tema que tem sido tratado por diferentes áreas de conhecimento, especialmente a antropologia e a sociologia, sob distintos recortes teórico-metodológicos. Nas últimas décadas, essas pesquisas foram impulsionadas por uma abordagem diferenciada de um dos polos da díade o paciente e sua "experiência de doença", orientando-se numa direção distinta daquela adotada pelos primeiros estudos do "comportamento do enfermo", que tomavam o modelo (bio)médico como o único apropriado para explicar a vivência de enfermidade (Alves, 1993).

Ainda que nossa investigação tenha grande proximidade e interfaces com a antropologia em saúde, o nosso enfoque é distinto daquele que tem marcado parte expressiva dos estudos contemporâneos deste campo: "compreender as dimensões cognitivas e sociais incorporadas nas representações sociais" (ibidem, p.264). O recorte teórico-metodológico que adotamos distingue-se daquele aplicado às representações sociais, na medida em que nosso interesse não foi examinar como os sujeitos compreendem as esferas da saúde-doença-cuidado. Buscamos, centralmente, explorar as possibilidades de reconhecer e valorizar os saberes da experiência de quem vive a enfermidade, como um campo de conhecimentos, não numa perspectiva de oposição entre estes saberes e aqueles técnico-científicos de especialistas, tampouco os examinando como representações do adoecimento, mas numa perspectiva de mapear esses saberes, descrevendo-os e buscando por meio deles pontes para fortalecer o diálogo entre seus sujeitos, além de explorar outras possibilidades de reconhecer, disponibilizar e partilhar esse "saber da experiência".

Nestas considerações finais, procuramos ampliar a análise do contraste, já verificado na discussão do capítulo precedente, quanto aos depoimentos das diabetólogas e dos diabéticos, estruturados por meio do "rol de competências requeridas" e dos obstáculos ao autocuidado, para as primeiras, e dos campos problemáticos e das competências efetivas, para os segundos.

Se atentarmos para os Quadros 1 e 3 das competências requeridas (segundo as especialistas) e das competências efetivas (*atualizadas* pelos diabéticos diante dos desafios de sua vida concreta), verificaremos algumas correspondências. Todavia, o que seria importante perceber não é uma quantificação dessas poucas confluências, até porque esse não foi o caminho metodológico perseguido. O que buscamos compreender é a especificidade de cada uma dessas competências, dialogando com as reflexões de Pierre Lévy (1996) sobre o real, o possível, o atual e o virtual, que em sua complementaridade conformam uma "espécie de dialética de quatro polos".

De imediato, podemos, a título de exemplo, contrastar a competência requerida (pelas especialistas) "saber controlar a glicemia"[1] com seus análogos, no Quadro 4 das competências efetivas (dos diabéticos), quando verificamos uma significativa diversidade e especificidade com

---

1 O "saber controlar a glicemia" sintetiza o conjunto de competências requeridas dentro do tópico B, "O autocontrole glicêmico", do Quadro 1.

que são enunciadas estas últimas: saber controlar a glicemia para evitar sintomas e o agravamento de complicações, saber fazer o controle glicêmico ajuda a realizar o desejo para não deixar o diabetes dominar a vida, saber fazer a glicemia capilar ajuda a evitar a ocorrência de crises de hipoglicemia, saber fazer o controle glicêmico sem deixá-lo dominar a vida etc.

Essa multiplicidade, observada nesse pequeno subconjunto de competências efetivas, expressa a diversidade e singularidade das *atualizações* ou das soluções que os diabéticos produziram ante os constrangimentos e as circunstâncias experimentados na vida, bem caracterizados em cada campo problemático descrito. Essa diversidade que foi possível captar nas competências efetivas (ou nos saberes aí mobilizados) aponta outra característica desse processo de *atualização*: trata-se de um ato de criação dos diabéticos diante do que constrange o viver ou do que é provocado pela experiência concreta de um complexo problemático. Podemos reter a ideia de que a *atualização* é um movimento de produção de uma solução particular a um problema vivido e, como tal, de invenção desta resposta, de "criação de uma informação radicalmente nova", processo em que o diabético (em nosso estudo) não é um mero executor, mas alguém "que interpreta, improvisa, resolve problemas" (ibidem, p.139). Ao mesmo tempo, devemos reconhecer, na contracorrente da *atualização*, o movimento da *virtualização* que não é uma passagem ao ilusório, mas um processo que vai do *atual* – "aqui e agora" – ao *virtual*, ao problema, "aos nós de coerções e de finalidades que inspiram os atos. [...] Criadora por excelência, a *virtualização* inventa questões, problemas, dispositivos geradores de atos [...]" (ibidem, p.139-40). Trata-se, portanto, a *virtualização*, da passagem à problemática, ao campo problemático, ao *virtual* que, assim sendo, não se opõe ao *real*, como é tratado pelo senso comum. Nesses termos (e como já introduzimos a ideia no capítulo anterior), o *virtual*, o campo problemático é a expressão de potência de geração das competências efetivas, assim como, por analogia, "o problema da semente é fazer brotar uma árvore" (p.16).

Voltemos, agora, nossa atenção aos quadros de competências (requeridas e efetivas) para destacar como o diabético busca modificar e adaptar as recomendações de autocuidado, propostas pelos profissionais (as competências requeridas), diante dos desejos, das tensões e coerções produzidos na vida cotidiana, como também relatado por estudo antropológico que buscou contrastar a visão de profissionais e pacientes a respeito dos objetivos e das estratégias de autocontrole do diabetes (Hunt & Arar, 2001). Verificamos isso nas competências efetivas que daí resultaram, como nas formas que o "saber adaptar a dieta..." assumiu em diferentes campos problemáticos, como: saber adaptar a dieta ante a dinâmica da vida, saber adaptar a dieta para evitar crises de hipoglicemia e saber adaptar a dieta quando há restrição financeira etc. Enfim, fica explícito que a competência se singulariza na relação com o seu campo problemático.

Outro aspecto que nos chama a atenção no rol de competências requeridas é a restrição de saberes aí envolvidos – "saber" e "saber-fazer" –, quando comparado ao das competências efetivas. Estas últimas expõem um conjunto de saberes muito mais rico e agregam, aos saberes anteriormente referidos, o "saber-comunicar" e o "saber-ser", sendo este último o mais numeroso e variado. Essa constatação reforça o que já comentamos ao cotejar o rol e os obstáculos extraídos dos depoimentos das próprias especialistas: o que predominou, na formulação do rol, foi a racionalidade científica da biomedicina manifesta na homogeneidade e no caráter generalizante deste conhecimento. Nessa concepção, o diabetes é, primariamente, um problema fisiopatológico com impacto no "corpo físico", no qual não cabem dimensões de natureza psicológica, comunicacional e social, observação também partilhada por autores que analisaram as visões de profissionais e portadores de diabetes (Loewe & Freeman, 2000; Hunt & Arar, 2001).

Como já apontamos, o rol expressa bem a norma médica, orientado que foi pela ciência biomédica especializada, enquanto nos obstáculos ao autocuidado, obtidos dos depoimentos das especialistas[2] e estruturados por referência ao trabalho propriamente clínico, há certo afastamento dessa norma diante das tensões experimentadas nessa prática, momento em que se torna clara a impossibilidade de

---

2 Ver Quadro 2 que apresenta uma síntese desses obstáculos ao autocuidado.

adoção estrita da disciplina médica. É essa vivência assistencial com seus pacientes (como identificamos nos depoimentos) que impede que as diabetólogas reduzam todas as questões à esfera de domínio do indivíduo, como verificado no rol. No entanto, ainda que tenham considerado outros obstáculos (como os relacionados à própria doença ou a comorbidades, à rede de apoio e à assistência prestada), os portadores de diabetes assumiram um caráter bastante restrito, dada a maior relevância que atribuíram, em seus discursos, a dois obstáculos: "a exigência de empenho e disciplina" e "a falta de conhecimento do paciente sobre a doença e seu cuidado".

Essa restrição, todavia, fica ainda mais evidente quando observamos, retrospectivamente, os 25 campos problemáticos (ver Quadro 3) estruturados e que, em seu conjunto, expõem a complexidade e a enorme multiplicidade de questões extraídas do cotidiano de quem vive com o diabetes. Por isso, não precisaríamos estender muito essa análise, mas destacar algumas questões em que esse contraste é muito expressivo e importante.

Um dos momentos difíceis para os diabéticos é aquele do adoecer, da descoberta de sua condição de portador de uma enfermidade crônica, quando sofre uma ruptura no "modo como andava sua vida" até ali. Se para os pacientes essa vivência é percebida com enorme incoerência ("Por que eu?", "Por que agora?"), para os médicos, reconhecer o problema de seu paciente no exame alterado e estabelecer o diagnóstico expressa um instante de "máxima coerência" técnica (Murphy & Kinmonth, 1995). Isso, talvez, ajude-nos a compreender por que as especialistas, em seus discursos, não trataram desse delicado período vivido por seus pacientes.

Também chamaram nossa atenção algumas questões que, embora não estejam afastadas do campo de domínio das ciências biomédicas, como a sexualidade e o alcoolismo, não foram reconhecidas como obstáculos pelas especialistas, ainda que presentes nas narrativas dos diabéticos e estruturando diferentes campos problemáticos.

Em síntese, podemos dizer que, para as diabetólogas, todos os obstáculos ao autocuidado convergem, direta ou indiretamente, para o controle da glicemia. As ações que requerem e prescrevem são predominantemente aquelas que visam controlar e monitorar a glicemia: fazer uma determinada dieta, tomar as medicações, aplicar a insulina, utilizar um glicosímetro etc. São todas competências requeridas para o autocontrole da glicemia e que, uma vez adquiridas pelos pacientes, constituem, para estes, um conjunto de *ações possíveis*, que podem se realizar ou não. Para as especialistas, essa *realização* depende fundamentalmente de uma *decisão* do paciente, que escolhe ou não realizar aquelas ações estabelecidas como um *conjunto de possibilidades*. Fica, assim, compreensível que a reação dos profissionais, ante a não aderência do paciente ao que lhe foi prescrito, seja reconhecer seu desinteresse ou sua falta de empenho e vontade. Com isso, podemos estabelecer um quadro explicativo que resume essa passagem da *ação possível* à sua *realização* na capacidade de cada um exercer o governo de sua vontade. O que resulta na antiga fórmula da educação em saúde: conhecimento + vontade = comportamento.

Esse esquema ficou bastante claro na discussão dos obstáculos ao autocuidado pelo destaque que as especialistas atribuíram às dimensões relacionadas à "vontade" e ao "conhecimento". Mesmo os outros obstáculos estruturados, ainda que distintos, expõem alguma proximidade com essas esferas. Na "deficiente comunicação profissional-paciente", verificamos uma certa expressão do "motivacional" e do "informacional", enquanto os outros obstáculos (a situação financeira, a rede de apoio e a qualidade da assistência) aparecem como "favorecedores ou restritores" da possibilidade de um *comportamento* esperado que pode realizar-se.

Entretanto, para o outro polo deste par – o diabético –, o processo é bem diverso. Se para as especialistas toda a atenção volta-se para o controle da glicemia, cabe-nos arguir: em que medida a glicemia elevada é um problema para os pacientes? Certamente, na medida em que os médicos informam aos pacientes que os padecimentos presentes e os riscos de sofrimentos futuros dependem desse controle. Ainda mais para aqueles que nada sentem com seu "diabetes silencioso".[3] Con-

---

3 Aqui cabe, perfeitamente, o comentário de Michel Serres (1980, p. 355), reorientando a máxima de Leriche que definia a saúde como "silêncio dos órgãos": "Acreditaríamos, inicialmente, que a saúde nada mais seria que o silêncio das ciências médicas, tão ruidosas em falar das patologias".

tudo, é preciso admitir que, mesmo para os pacientes mais obedientes (*compliant*) e submissos à palavra do médico, a glicemia elevada permanece como algo bem abstrato diante dos constrangimentos que a vida cotidiana lhes impõe. Pela proximidade com a experiência concreta dos diabéticos e dos problemas que enfrentam, por meio de suas narrativas, pudemos perceber que parte significativa daquilo que se coloca como solução para seus problemas, segundo os diabetólogos, transforma-se numa parcela importante do campo problemático dos diabéticos. Em síntese: a solução dos problemas, posta por um, é o começo do campo problemático experimentado pelo outro. Todavia, isso não quer dizer que a glicemia elevada não seja um problema para os diabéticos; ela deixa de ser é um problema abstrato – incapaz, por si só, de *motivar* que um conjunto de *possibilidades de ação* (competências requeridas) se realize – e se retraduz, conservando-se inteiramente como problema, num conjunto de desafios concretos postos para a vida. Compreender esse processo nos ajuda a melhor perceber o *campo problemático* que concretamente se coloca para cada paciente e as correspondentes *competências efetivas* atualizadas no movimento de resolvê-lo.

Essas competências efetivas não existiam previamente à sua manifestação, não existiam na latência de um conjunto de ações possíveis (eventualmente inculcadas pelos profissionais), e esta é a questão fundamental: não guardam com seus condicionantes uma relação de *possibilidade*, mas uma relação de *necessidade*.[4] Pode-se dizer que sua manifestação obedece a uma imposição *vital*. Não depende mais da *vontade* de alguém que, em dadas condições de possibilidade, possa escolher realizá-la ou não, mas manifesta-se *em ato* como exigências essenciais que se colocam para a existência de cada um.

Cabe destacar ainda que, ao tratarmos das competências requeridas propostas pelas diabetólogas, não verificamos nenhuma diferença de natureza entre as *ações possíveis* e as *ações realizadas* (polo do *real*): ambas existem e são verificáveis. A única diferença é que a ação possível (ainda) não se realizou (para o que seria essencial: "vontade" e

---

4 Portanto, competências cuja atualização impõe-se pela própria existência e que devem necessariamente se manifestar.

"conhecimento"). Essas "condições de possibilidade" são facilmente verificáveis, como o fizemos neste estudo com a construção do rol de competências requeridas e, ainda, ao buscarmos o reconhecimento de todas as variáveis que podem aumentar ou diminuir as chances de sua realização, como estruturado com os "obstáculos ao autocuidado", na visão das especialistas.

Já, no que diz respeito à competência efetiva, o processo é bastante distinto, pois entre a *ação efetiva* (o *atual*) e um suposto estado "prévio", em que residiria sua suposta "latência" (o *virtual*), há uma absoluta diferença de natureza: ela simplesmente não existia antes de se manifestar *em ato* (por isso, preferimos dizer que se *atualiza* a dizer que se realiza). "Antes" dela não podemos verificar nada que tenha existência, a não ser como *potência* (como *virtual*). Esta, entretanto, não pode sequer ser concebida como "anterioridade", e, por isso, sua relação com o manifesto é da ordem do *necessário* e do *atual*. A *potência*, nesse sentido, se confunde com a *existência*, já que é *potência de existir*. O que existe em ato expressa imediatamente uma potência e se expressa singularmente como a solução encontrada ao atravessar o que nos constrange e impede as "condições de impossibilidade" que se colocam para o existir.

A diferenciação apresentada anteriormente explicita dois modos de pensar a relação entre dimensões latentes e manifestas da ação humana. Num caso, temos a distância entre a "ação possível" e a "ação real" que está na raiz do esquema "clássico" para pensar a conduta humana, com todas suas consequências já esboçadas, bem como todas suas limitações para o campo da educação em saúde. No outro caso, temos a dupla dimensão interior às "competências efetivas", com sua face *atual* (como uma "competência efetiva": existente em ato) e sua face *virtual* (como um "campo problemático": a potência de existir em face de suas "condições de impossibilidade"). Trata-se, sobretudo, de um único olhar, mas duplamente articulado: pelo ângulo do existente, enxerga-se a *competência efetiva*, pelo ângulo da potência, enxerga-se o *campo problemático*. Trata-se da dupla articulação do *atual* e do *virtual*: a competência é a *atualização* de uma potência; o campo problemático é a *virtualização* de uma existência. A rigor, não há *competência efetiva* descolada do *campo problemático* que ela possa "solucionar", como pudemos verificar nos diferentes campos problemáticos estruturados, em nosso estudo, e nas respectivas competências efetivas atualizadas.

Esse outro fluxo de "expressão da potência de existir" ou "do ser como criação", das competências efetivas e dos campos problemáticos, também tem suas consequências teórico-metodológicas bastante concretas para um plano de investigações e de intervenções.

Nosso estudo, ao adotar como categorias centrais as competências (efetivas) e os campos problemáticos, em seu vivo processo de descoberta e experimentação, tornou possível uma dada apropriação e recorte do material empírico, cuja riqueza alcançada é a maior expressão da potencialidade desses constructos.

Nesta pesquisa, ao procurarmos um outro caminho teórico que nos afastasse da velha relação conhecimento-comportamento, exploramos a noção de competências, estabelecendo como nosso objetivo principal: verificar a viabilidade e aplicabilidade do estudo das competências no (auto)cuidado em saúde para produzir inovação tecnológica nos campos da educação e comunicação em saúde. Ainda que não tenha sido possível, nos limites deste estudo, experimentar sua aplicação tecnológica, devemos reconhecer que o objetivo proposto foi obtido e confirmou nossa hipótese perante aquilo que esta investigação permitiu-nos alcançar.

Foi, especialmente relevante, a aproximação com um outro modo de pensar a ação humana em nossa investigação, ao explorar uma articulação mais próxima de uma relação problema-saber-ação, como forma de superar a "mecânica" articulação conhecimento-comportamento. Essa relação problema-saber-ação, tratada sob outra perspectiva desde os seminais estudos de Paulo Freire, foi essencial para que pudéssemos explorar o reconhecimento de saberes e competências, advindos da experiência cotidiana dos diabéticos, incitados por seus campos problemáticos. Foi, sobretudo, a construção dessa cartografia dos diferentes saberes (saber, saber-fazer, saber-ser e saber-comunicar) nosso resultado mais relevante, por expor a rica diversidade e singularidade dessas riquezas humanas. A possibilidade de reconhecer, valorizar, disponibilizar e partilhar saberes e competências foi a questão ética, técnica e epistemológica que nos orientou a buscar um outro modo de articular comunicação e educação nas práticas de saúde.

Outra dimensão que merece ser destacada, em nosso estudo, foi a ampliação de vozes alcançada com a presença dos sujeitos implicados – especialistas e diabéticos, o que reforça a importância que o enfoque comunicacional adotado pôde fornecer, rompendo com a ideia corrente na educação em saúde de que há um único polo emissor de conhecimentos: aquele do domínio técnico-científico.

Examinemos algumas possibilidades de aplicação que esta investigação abre e que já podemos vislumbrar. De imediato, nossos resultados apontam para a necessidade de estabelecer ações que ampliem a comunicação entre os sujeitos envolvidos nas práticas de saúde, o que reforçaria as *práxis* já adotadas, ao mesmo tempo que nos coloca o desafio de aprimorá-las e desenvolver tecnologias efetivas de conversação.

Como exemplo dessas práticas, poderíamos citar os grupos de apoio aos diabéticos quando se estruturam de modo a estimular que seus participantes partilhem suas experiências, em geral, mediados pela participação de profissionais de saúde. Esses círculos de encontro são valiosos sempre que o outro é reconhecido como sujeito portador de um saber também legítimo, já que cada saber e experiência ali presentes são únicos e imprescindíveis. Uma linha de pesquisa mais aplicada nesse espaço de mutuação de saberes e vivências é pertinente para viabilizar modos de reconhecer esses saberes e concretizar essas trocas dirigidas pela perspectiva do levantamento e da abordagem dos campos problemáticos.

Mesmo no espaço do cuidado individual é possível pensar na aplicação de nossa cartografia dos campos problemáticos para estruturação de protocolos de orientação e registro dos problemas vividos pelos portadores atendidos pelos serviços. Esse instrumento orientaria a entrevista profissional-paciente a dirigir-se para as inúmeras possibilidades de obstáculos ao autocuidado vividos pelo portador em seu cotidiano, aspectos raramente abordados nas práticas dos serviços de saúde.

Seria essencial que uma tecnologia de apoio ao próprio diabético fosse desenvolvida de forma ajudá-lo a reconhecer e partilhar suas dificuldades (campos problemáticos) de cuidado-de-si, e, assim, pudesse não só buscar o apoio da equipe de saúde, mas também de sua rede social: sua família, amigos e outros portadores com quem convive.

Há, ainda, uma outra perspectiva para pensar essas questões, ampliando os espaços de solidariedade para além de nossos serviços de saúde, dentro do campo interdisciplinar da inteligência coletiva. Foram seus novos aportes e o debate que aí se trava que nos provocaram a desenvolver esta investigação e a explorar o percurso teórico-metodológico adotado. Dentre as contribuições desse campo, cabe destacar termos sido continuamente provocados pela possível aplicação de nossos achados na exploração de uso de *software* de gestão do conhecimento ou gerenciamento de competências, conhecida por "Árvores de conhecimentos". O que torna especialmente interessante à aplicação dessa tecnologia de cartografia das competências é a possibilidade de comunicação em rede, assim permitindo não só a valorização e a reativação mútua das singularidades, mas a possibilidade de disponibilizá-las em tempo real, processo que uma vez instituído conforma o que chamamos de uma "inteligência coletiva".

Para a área da saúde, mesmo sem o uso anterior desse *software*, é possível vislumbrar diversas aplicações. O que nos parece bastante promissor é a possibilidade de caminharmos das atuais práticas de educação centradas no reconhecimento de um único polo emissor de conhecimentos (técnico-científicos) para outra prática em que haveria múltiplos e singulares sujeitos com seus saberes e suas competências, de distintas naturezas, disponíveis para serem partilhados, conformando uma efetiva articulação da comunicação à educação em saúde. Essa interface seria capaz de promover a passagem, a transição de uma "comunidade mediada" para uma "comunidade automediante", já que viabiliza uma cogestão da comunicação, das relações e das trocas entre as pessoas; promove uma auto-organização do coletivo, sem deixar de evidenciar o valor e a potência das manifestações singulares.

A crescente e rápida expansão de comunidades virtuais, febre entre jovens brasileiros,[5] introduz um novo modo de relacionamento e mesmo de pensar a comunidade, que já tem chamado a atenção de

---

5 O Orkut, comunidade virtual mundial, com pouco mais da metade de usuários brasileiros e de perfil de membros predominantemente jovem, possuía, em 2005, 56 comunidades relacionadas ao diabetes, já alcançando mais de 400 em 2009.

muitos pesquisadores, e também estimula-nos a examinar essas comunidades não só como espaço para um compartilhar experiências, mas, até mesmo, na constituição de "coletivos inteligentes".

Ao concluirmos e voltarmos nosso olhar, retrospectivamente, para seu início, ainda enxergamos as centelhas que nos incitaram esta jornada de sonho, invenção e investigação: o desejo de nos vermos cada vez mais diferentes, solidários e dispostos a partilhar nossos saberes, nossas verdadeiras riquezas humanas.

Referências Bibliográficas

ADAM, P.; HERLICH, C. *Sociologia da doença e da medicina*. Bauru: Edusc, 2001.

ANDERSON, J. M. Empowering patients: issues and strategies. *Soc. Sci. Med.*, v.43, n.5, p.697-705, 1996.

ANDERSON, J. M. et al. Living with a chronic illness: Chinese-Canadian and Euro-Canadian women with diabetes – exploring factors that influence management. *Soc. Sci. Med.*, n.41, p.18195, 1995 (a).

ANDERSON, R. M. et al. Patient empowerment. Results of a randomized controlled trial. *Diabetes Care*, v.18, n.7, p.943-9, 1995 (b).

_____. Using focus groups to identify diabetes care and education issues for Latinos with diabetes. *Diabetes Educ.*, v.24, n.5, p.618-25, 1998.

AYRES, J. R. C. M. HIV/Aids e abuso de drogas entre adolescentes. Vulnerabilidade e avaliação de ações preventivas. São Paulo, 1996. (Mimeogr.)

_____. Práticas educativas e prevenção de HIV/Aids: lições aprendidas e desafios atuais. *Interface – Comunic. Saúde Educ.*, v.6, n.11, p.11-24, 2002.

AYRES, J. R. C. M. et al. Vulnerabilidade e prevenção em tempos de Aids. In: BARBOSA, R. M.; PARKER, R. G. (Org.) *Sexualidades pelo avesso*: direitos, identidade e poder. São Paulo: Editora, 1999. p.49-72.

BLOOMGARDEN Z. T. et al. Randomized, controlled trial of diabetic patient education: improved knowledge without improved metabolic status. *Diabetes Care*, v.10, p.263-72, 1987.

BODGAN, R. C.; BIKLEN, S. K. *Investigação qualitativa em educação*: uma introdução à teoria e aos métodos. Porto: Porto, 1991.

BOISEN, E. et al. Copability, coping, and learning as focal concepts in the evaluation of computerised diabetes disease management. *Int. J. Med. Inform.*, v.70, n.2-3, p.353-63, 2003.

BOLAÑOS, E.; SARRÍA-SANTAMERA, A. Perspectiva de los pacientes sobre la diabetes tipo 2 y relación con los profesionales sanitarios de atención primaria: un estudio cualitativo. *Aten. Primaria.*, v.32, n.4, p.195-202, 2003.

BOTERF, G. L. *Desenvolvendo a competência dos profissionais*. Porto Alegre: Artmed, 2003.

BOWER, P.; MEAD, N. Patient-centredness: a conceptual framework and review of the empirical literature. *Social Sci. Med.*, v.51, p.1087-110, 2000.

BRASIL. Ministério da Saúde. Estudo multicêntrico sobre a prevalência do diabetes mellitus no Brasil. *Inf. Epidemiol. SUS*, v.1, n.3, p.47-73, 1992.

BROWN, S. A. Interventions to promote diabetes self-management: state of the science. *Diabetes Educ.*, v.25 (Suppl. 6), p.52-61, 1999.

BRUYNE, P.; HERMAN, J.; SCHOUTHEETE, M. *Dinâmica da pesquisa em ciências sociais*: os polos da prática metodológica. Trad. Ruth Joffily. 3. ed. Rio de Janeiro: Francisco Alves, 1977.

BURY, M. Chronic illness as biographical disruption. *Sociol Health Illn.*, v.4, n.2, p. 167-82, 1982.

_____. The sociology of chronic illness: a review of research and prospects. *Sociol. Health Illn.*, v.13, p.451-68, 1991.

CAMPBELL, R. et al. Evaluating meta-ethnography: a synthesis of qualitative research on lay experiences of diabetes and diabetes care. *Soc. Sci. Med.*, v.56, n.4, p. 671-84, 2003.

CAMPOS, G. W. S. *Saúde paideia*. São Paulo: Hucitec, 2003. 185p.

CANGUILHEM, G. *O normal e o patológico*. 3.ed. Rio de Janeiro: Forense Universitária, 1990.

CAPRARA, A.; RODRIGUES, J. A relação assimétrica médico-paciente: repensando o vínculo terapêutico. *Ciênc. Saúde Colet.*, v. 9, n.1, p.139-46, 2004.

CARVALHO, S. R. Os múltiplos sentidos da categoria *"empowerment"* no projeto de promoção à saúde. *Cad. Saúde Pública*, v.20, n.4, p.1088-95, 2004.

CASTELLS, M. *A sociedade em rede*. Rio de Janeiro: Paz e Terra, 2003.
CASTIEL, L. D. Força e vontade: aspectos teórico-metodológicos do risco em epidemiologia e prevenção do HIV/Aids. *Rev. Saúde Pública*, v.30, n.1, p.91-100, 1996.
CASULLO, N. *El debate modernidad posmodernidad*. 4.ed. Buenos Aires: El Cielo por Asalto, 1993.
CHARMAZ, K. Experiencing chronic illness. In: ALBRECHT, G.; FITZPATRICK, R.; SCRIMSHAW, S. *The handbook of social studies in health and medicine*. London: Sage, 2000. p.275-92.
CHAUÍ, M. A Universidade pública sob nova perspectiva. In: REUNIÃO ANUAL DA ANPED, 26, 2003, Poços de Caldas. Disponível em: <www.anped.org.br/reunioes/26/inicio.htm>. Acesso em: 10 fev. 2004.
COATES, V. E.; BOORE, J. R. P. Knowledge and diabetes self-management. *Patient Educ. Couns.*, v.29, p.99-108, 1996.
COHEN, M. Z. et al. Explanatory models of diabetes: patient practitioner variation. *Soc. Sci. Med.*, v.38, p.59-66, 1994.
COSTA, N. Estado, educação e saúde: a higiene da vida cotidiana. *Cad. Cedes*, n.4, p.5-27, 1984.
COSTA, R. A cartografia dos saberes. Disponível em: <http://www.ddic.com.br/Intelig_coletiva1.html>. Acesso em: 20 maio 2002.
_____. Por um novo o conceito de comunidade: redes sociais, comunidades pessoais, inteligência coletiva. *Interface – Comunic. Saúde Educ.*, v.9, n.17, p.235-48, 2005.
COX, W. M. et al. Diabetic patients' alcohol use and quality of life: relationships with prescribed treatment compliance among older males. *Alcohol Clin. Exp. Res.*, v.20, n.2, p.327-31, 1996.
CYRINO, A. P. P. *As competências no autocuidado com o diabetes mellitus*: contribuições à educação e comunicação em saúde. São Paulo, 2005. 278p. Tese (Doutorado) – Faculdade de Medicina, Universidade de São Paulo.
DATAMONITOR. Stakeholder Insight: Insulin Use in Type 2 Diabetes – From Last Resort to Early Intervention. Disponível em: <www.marketresearch.com> Acesso em: 18 maio 2005.
DAWSON, S.; MANDERSON, L.; TALLO, V. A manual for the use of focus groups. Methods for social research in disease. Disponível em: <www.unu.edu/unupress/food2/UIN03E/UIN03E00.HTM> Acesso em: 24 abr. 2004.

DEAN, K. Lay care in illness. *Soc. Sci. Med.*, v.22, n.2, p.275-84, 1986.
DENHAM, S. A. Relationships between family rituals, family routines, and health. *J. Fam. Nurs.*, v.9, n.3, p.305-30, 2003.
DENZIN, N.; LINCOLN, Y. S. *Handbook of qualitative research.* 2.ed. Thousand Oaks: Sage, 2000.
DESAULNIERS, J. B. R. Formação, competência e cidadania. *Educ. Soc.*, v.18, n.60, 1997.
DIETRICH, U. C. Factors influencing the attitudes held by women with type II diabetes: a qualitative study. *Patient Educ. Couns.*, v.29, n.10, p.13-23, 1996.
DOWIE, R. S.; TANNAHIL, C.; TANNAHIL, A. *Heath promotion*: models and values. 2.ed. Oxford: Oxford University Press, 1996.
DRESSLER, W. W.; BALIEIRO, M. C.; SANTOS, J. E. The cultural construction of social support in Brazil: associations with health outcomes. *Cult. Med. Psychiatry,* v.21, n.3, p.303-35, 1997.
DUNNING, T. Exploring the world mythology of diabetes. *Diabetes Voice*, v.49, n.1, p.30-3, 2004.
EDELSTEIN, J.; LINN, M. W. The influence of the family on control of diabetes. *Soc. Sci. Med.*, v.21, p.541-4, 1985.
ESTUPINÁN, F. V.; ANDERSON, R. M. Activación y motivación del paciente diabético. In: ISLAS ANDRADE, S.; LIFSHITZ GUINZBERG, A. *Diabetes mellitus.* 2.ed. México: McGraw-Hill Interamericana, 1999.
FAIN, J. A. et al. Diabetes patient education research: an integrative literature review. *Diabetes Educ.*, v.25 (Suppl. 6), p.7-15, 1999.
FERREIRA, A. B. H. *Novo dicionário Aurélio*: século XXI. Rio de Janeiro: Nova Fronteira, 1999. CD-ROM.
FESTE C.; ANDERSON R. M. Empowerment: from philosophy to practice. *Patient Educ. Couns.*, v.26, p.139-44, 1995.
FISHER, L. et al. The family and disease management in Hispanic and European-American patients with type 2 diabetes. *Diabetes Care*, v.23, n.3, p.267-72, 2000.
FITZPATRICK, R. Conceptos comunes de enfermedad. In: FITZPATRICK, R. et al. *La enfermedad como experiencia.* México: Fondo de Cultura Económica, 1990.
FITZPATRICK, R.; SCRIMSHAW, S. *The handbook of social studies in health and medicine.* London: Sage, 2000. p.275-92.

FOX S. et al. *The online health care revolution*: how the Web helps Americans take better care of themselves. Washington, DC: The Pew Internet & American Life Project, 2000. Disponível em: <www.pewinternet.org/reports/pdfs/PIP_Health_Report.pdf>. Acesso em: 12 maio 2005.

FREIRE, P. *Extensão ou comunicação?* 2.ed. Rio de Janeiro: Paz e Terra, 1975a.

_____. *Pedagogia do oprimido*. 3.ed. Rio de Janeiro: Paz e Terra, 1975b.

FREWER, L. J.; SALTER, B., LAMBERT, N. Understanding patients' preferences for treatment: the need for innovative methodologies. *Qual. Health Care*, v.10 (Suppl.1), p.50-4, 2001.

FUNNELL, M. M.; ANDERSON, R. M. Patient empowerment: a look back, a look ahead. *Diabetes Educ.*, v.29, n.3, p.454-62, 2003.

FUNNELL M. M.; ANDERSON R. M. Empowerment and self-management of diabetes. *Clin. Diabetes*, v.22, n.3, p.123-7, 2004.

FUNNELL M. M. et al. Implementing an empowerment-based diabetes self-management education program. *Diabetes Educ.*, v.31, n.1, p.53, 55-56, 61, 2005.

GAVARD, J. A.; LUSTMAN, P. J.; CLOUSE, R. E. Prevalence of depression in adults with diabetes. *Diabetes Care*, v.16, n.8, p.1167-78, 1993.

GLASGOW, R. E. Outcomes of and for diabetes education research. *Diabetes Educ.*, v.25, p.74-88, 1999

GLASGOW, R. E.; ANDERSON, R. M. In diabetes care, moving from compliance to adherence is not enough: something entirely different is needed (Letter). *Diabetes Care*, v.22, n.12, p.2090-1, 1999.

GLASGOW, R. E. et al. Behavioral science in diabetes. Contributions and opportunities. *Diabetes Care*, v.22, n.5, p.832-43, 1999.

GOLDMAN L.; BENNETT D. *Cecil. Tratado de medicina interna*. 22.ed. Rio de janeiro: Guanabara Koogan, 2001. v.2.

GREENHALGH, T.; HELMAN, C.; CHOWDHURY, A. M. Health beliefs and folk models of diabetes in British Bangladeshis: a qualitative study. *BMJ*, v.316, p.978-83, 1998.

GUATTARI, F. *As três ecologias*. Campinas: Papirus, 1990.

HARVEY, D. *A condição pós-moderna*: uma pesquisa sobre as origens da mudança cultural. 3.ed. São Paulo: Loyola, 1993.

HEANEY, C. A.; ISRAEL, B. A. Social networks and social support. In: GLANZ, K.; LEWIS, F. M.; RIMER, B. K. (Ed.) *Health behavior and health education*: theory, research and practice. 2.ed. San Francisco: Jossey-Bass Publishers, 1996. p.179-205.

HELLER, A. *Sociología de la vida cotidiana*. Barcelona: Ediciones Peninsula, 1994.

HENDRICKS, L. E.; HENDRICKS, R. T. Is it compliance or is it memory? *Diabetes Educ.*, v.26, n.1, p.75-6, 79-80, 83-6, 2000.

HERBERT, C. P.; VISSER, A. Improving self-management in patients with diabetes: knowledge is not enough. *Patient Educ. Couns.*, v.29, n.1, p.1-31, 1996.

HILL-BRIGGS, F. Problem solving in diabetes self-management: a model of chronic illness self-management behavior. *Ann. Behav. Med.*, v.25, n.3, p.182-93, 2003.

HILL-BRIGGS, F. et al. Qualitative study of problem solving and diabetes control in type 2 diabetes self-management. *Diabetes Educ.*, v.29, n.6, p.1018-28, 2003.

HOLMAN, H.; LORIG, K. Patients as partners in managing chronic disease. *BMJ*, v.320, n.7234, p.526-7, 2000.

HORNSTEN, A. et al. Personal understandings of illness among people with type 2 diabetes. *J. Adv. Nurs.*, v.47, n.2, p.174-82, 2004.

HOUAISS, A. *Dicionário eletrônico Houaiss da língua portuguesa*. Rio de Janeiro: Objetiva, 2005.

HOWARD, A. A. et al. Effect of alcohol consumption on diabetes mellitus: a systematic review. *Ann. Intern. Med.*, v.140, n.3, p.211-9, 2004.

HUNT, L. M.; ARAR, N. H. An analytical framework for contrasting patient and provider views of the process of chronic disease management. *Med. Anthropol. Q*, v.15, n.3, p.347-67, 2001.

HUNT, L. M.; PUGH, J. A.; VALENZUELA, M. A. NIDDM patients' fears and hopes about insulin therapy: the basis of patient reluctance. *Diabetes Care*, v.20, p.292-8, 1997.

_____. How patients adapt diabetes self-care recommendations in everyday life. *J. Fam. Pract.*, v.46, n.3, p.207-15, 1998.

INTERNATIONAL DIABETES FEDERATION (IDF). Consensus on the aetiology of type 2 diabetes mellitus. Colombo, Sri Lanka. June 6 -7, 2002. Disponível em: <www.idf.org/webdata/docs/Consensus%20Document.doc>. Acesso em: 9 fev. 2005.

IWASAKI, Y. et al. Coping with stress among Aboriginal women and men with diabetes in Winnipeg, Canada. *Soc. Sci. Med.*, v.60, n.5, p.977-88, 2005.

JOAQUIM, A. F.; CYRINO, A. P. et al. Um olhar sobre a outra telinha: o autocuidado para o diabetes na internet. *Ciênc. Saúde Colet.*, v.8, p.158, 2003.

JOHNSON, K.H. et al. Alcohol consumption and compliance among inner-city minority patients with type 2 diabetes mellitus. *Arch. Fam. Med.*, v.9, n.10, p.964-70, 2000.

LACROIX, A.; JACQUEMET, S.; ASSAL, J.-Ph. Patients' experiences with their disease: learning from the differences and sharing the common problems. *Patient Educ. Couns.*, v.26, n.1-3, p.301-12, 1995.

LAPLANTINE, F. *Antropologia da doença*. São Paulo: Martins Fontes, 1991.

LAUNER, J. *Narrative-based primary care*. Oxon: Radcliffe Medical Press, 2002.

LAURENTI, R. Transição demográfica e transição epidemiológica. In: CONGRESSO BRASILEIRO DE EPIDEMIOLOGIA, 1., 1990, Campinas. *Anais...* Rio de Janeiro: Abrasco, 1990. p.143-65.

LAURITZEN, T.; ZOFFMANN, V. Understanding the psychological barriers to effective diabetes therapy. *Diabetes Voice*, v.49, p.16-8, 2004. Special issue.

LAWTON, J. Lay experiences of health and illness: past research and future agendas. *Soc. Health Illn.*, v.25, p.23-40, 2003.

LEADBEATER, C. Somos todos inventores. *Carta Capital*, n.349, p.10-14, 6 jul. 2005.

LÉVY, P. *A inteligência coletiva*: por uma antropologia do ciberespaço. 3.ed. São Paulo: Loyola, 1994.

_____. *O que é o virtual?* São Paulo: Editora 34, 1996.

_____. *Cibercultura*. São Paulo: Editora 34, 1999.

LÉVY, P.; AUTHIER, M. *As árvores de conhecimentos*. 2.ed. São Paulo: Escuta, 2000.

LOVEMAN, E. et al. The clinical and cost effectiveness of patient education models for diabetes: a systematic review and economic evaluation. *Health Technol. Assess.*, v.7, n.22, 2003.

LOEWE, R.; FREEMAN, J. Interpreting diabetes mellitus: differences between patient and provider models of disease and their implications for clinical practice. *Cult. Med. Psychiatry*, v. 24, n.4, p.379-401, 2000.

LUTFEY K. E.; WISHNER W. J. Beyond "compliance" is "adherence". *Diabetes Care*, v.22, p.635-9, 1999.

MALERBI, D. A.; FRANCO, L. J. Multicenter study of the prevalence of diabetes mellitus and impaired glucose tolerance in the urban Brazilian population aged 30-69Yr. *Diabetes Care*, v.15, p.1509-16, 1992.

MANFREDI, S. M. Trabalho, qualificação e competência profissional: das dimensões conceituais e políticas. *Educ. Soc.*, v.19, n.64, 1998. Disponível em: <www.scielo.br/scielo.php?script=sci_arttext&pid=S0101-73301998000300002&lng=pt&nrm=isso&tlng=pt >. Acesso em: 10 fev. 2002.

MANN, J.; TARANTOLA, D. J. M.; NETTER, T. W. (Org.) *A aids no mundo*. Rio de Janeiro: Relume-Dumará, Abia, IMS, UERJ, 1993.

MARKERT, W. Trabalho e comunicação: reflexões sobre um conceito dialético de competência. *Educ. Soc.*, v.23, n.79, p.189-211, 2002.

MELO, J. A. C. Educação sanitária: uma visão crítica. *Cad. Cedes*, n.4, p.28-43, 1984. (Educação e Saúde).

MENSING, C. et al. National standards for diabetes self-management education. *Diabetes Care*, v.27 (Suppl. 1), p.S143-150, 2004.

MERCHÁN-HAMANN, E. Os ensinos da educação para a saúde na prevenção de HIV-Aids: subsídios teóricos para a construção de uma práxis integral. *Cad. Saúde Pública*, v.15 (Suppl. 2), p.85-92, 1999.

MINAYO, M. C. S. *O desafio do conhecimento*. Pesquisa qualitativa em saúde. São Paulo: Hucitec, Rio de Janeiro, Abrasco, 1992.

MOREIRA, R. O. et al. Diabetes Mellitus e depressão: uma revisão sistemática. *Arq. Bras. Endocrinol. Metab.*, v.47, n.1, p.19-29, 2003.

MOURA, A. H. M. *A psicoterapia institucional e o clube dos saberes*. São Paulo: Hucitec, 2003.

MURPHY, E.; KINMONTH, A. No symptoms, no problem? Patients' understandings of non-insulin dependent diabetes. *Fam. Pract.*, v.12, n.2, p.184-92, 1995.

NEGRI, B. *A política de saúde no Brasil nos anos 90*: avanços e limites. Brasília: Ministério da Saúde, 2002. (Série B. Textos Básicos de Saúde).

NETTLETON, S. *The sociology of health and illness*. Cambridge: Polity Press, 1995.

NOGUEIRA, R. P. *A saúde pelo avesso*. Natal: Seminare, 2003.

OLEFSKY, J. M. Prospects for research in diabetes mellitus. *Jama*, v.285, n.5, p.628-32, 2001.

ORGANIZAÇÃO MUNDIAL DA SAÚDE. *Cuidados inovadores para condições crônicas*: componentes estruturais de ação: relatório mundial. Brasília: OMS, 2003.

OSHIRO, J. *Educação para saúde nas instituições de saúde pública*. São Paulo, 1988. 238p. Dissertação (Mestrado) – Pontifícia Universidade Católica de São Paulo.

PATERSON, B. et al. Living with diabetes as a transformational experience. *Qual. Health Res.*, v.9, n.6, p.786-802, 1999.

PATERSON, B. L. et al. Adapting to and managing diabetes. *Image J. Nurs. Sch.*, v.30, n.1, p.57-62, 1998.

PEEL, E. et al. Blood glucose self-monitoring in non-insulin-treated type 2 diabetes: a qualitative study of patients' perspectives. *Br. J. Gen. Pract.*, v.54, n.500, p.183-8, 2004.

PEREIRA, G. S. *O profissional de saúde e a educação em saúde*: representações de uma prática. Rio de Janeiro, 1993. 115p. Dissertação (Mestrado) – Escola Nacional de Saúde Pública, Fiocruz.

PIERRET, J. The illness experience: state of knowledge and perspectives for research. *Soc. Health Illn.*, v.25, p.4-22, 2003.

PRIOR, L. Belief, knowledge and expertise: the emergence of the lay expert in medical sociology. *Sociol. Health Illn.*, v.25, n.41, p.3-68, 1991.

RAJARAM, S. S. Experience of hypoglycemia among insulin dependent diabetics and its impact on the family. *Soc. Health Illn.*, v.19, n.3, p.281, 1997.

RALSTON, J. D. et al. Patients' experience with a diabetes support programme based on an interactive electronic medical record: qualitative study. *BMJ*, v.328, n.7449, p.1159, 2004.

RAMOS, M. N. A educação profissional pela pedagogia das competências: para além da superfície dos documentos oficiais. *Educ. Soc.*, v.23, n.80, p.401-22, 2002.

RAMOS, M. N. É possível uma pedagogia das competências contra-hegemônica? Relações entre pedagogia das competências, construtivismo e neopragmatismo. *Trab. Educ. Saúde*, v.1, n.1, p.93-114, 2003.

ROCK, M. Sweet blood and social suffering: rethinking cause-effect relationships in diabetes, distress, and duress. *Medical Anthropology*, v.22, 131-74, 2003.

ROPÉ, F.; TANGUY, L. Introdução. In: ROPÉ, F.; TANGUY, L. (Org.) *Saberes e competências*: o uso de tais noções na escola e na empresa. Campinas: Papirus, 1997.

ROTER, D. L.; STASHEFSKY-MARGALIT R.; RUDD, R. Current perspectives on patient education in the US. *Patient Educ. Couns.*, v.44, n.1, p.79-86, 2001.

SÁ, C. P. D. O conhecimento no cotidiano: as representações sociais na perspectiva da psicologia social. In: SPINK, M. J. (Org.) *O conhecimento no cotidiano*: as representações sociais na perspectiva da psicologia social. São Paulo: Brasiliense, 1995. p.19-45

SAMUEL-HODGE, C. D. et al. Influences on day-to-day self-management of type 2 diabetes among African-American women: spirituality, the multi-caregiver role, and other social context factors. *Diabetes Care*, v.23, n.7, p.928-33, 2000.

SARTORELLI, D. S.; FRANCO, L. J. Tendências do *diabetes mellitus* no Brasil: o papel da transição nutricional. *Cad. Saúde Pública*, v.19 (Supl.1), p.S29-S36, 2003.

SCHERWIN, R. Diabete melito. In: GOLDMAN L.; BENNETT D. *Cecil. Tratado de medicina interna*. 22.ed. Rio de janeiro: Guanabara Koogan, 2001, v.2.

SCHOENBERG, N. E.; DRUNGLE, S. C. Barriers to non-insulin dependent diabetes mellitus (NIDDM) self-care practices among older women. *J. Aging Health*, v.13, n.4, p.443-66, 2001.

SCHRAIBER, L. B. *O médico e seu trabalho*: limites da liberdade. São Paulo: Hucitec, 1993.

_____. *O médico e suas interações*: a crise dos vínculos de confiança. São Paulo: Editora Hucitec, 2008.

SERRES, M. *Le parasite*. Paris: Hachette, 1980.

_____. Novas tecnologias e sociedade pedagógica. Uma conversa com Michel Serres. *Interface – Comunic. Saúde Educ.*, v.4, n.6, p.129-42, 2000.

SEVCENKO, N. *A corrida para o século XXI*: no *loop* da montanha-russa. São Paulo: Companhia das Letras, 2001.

SÍCOLI, J. L.; NASCIMENTO, P. R. Promoção de saúde: concepções, princípios e operacionalização. *Interface – Comunic. Saúde. Educ.*, v.7, n.12, p.91-112, 2003.

SKINNER, T. C. Psychological barriers. *Eur. J. Endocrinol.*, v.151, p.13-7, 2004.

SNOEK, F. J. Breaking the barriers to optimal glycaemic control – what physicians need to know from patients' perspectives. *Int. J. Clin. Pract. Suppl.*, n.129, p.80-4, 2002.

SOCIEDADE BRASILEIRA DE DIABETES. *Consenso brasileiro sobre diabetes 2002*: diagnóstico e classificação do diabetes melito e tratamento do diabetes melito do tipo 2. Rio de Janeiro: Diagraphic, 2003. 72p.

SOUZA, M. W. de (Org.) *Sujeito, o lado oculto do receptor.* São Paulo: Brasiliense, ECA-USP, 1995.

SPINK, M. J. *O conhecimento no cotidiano*: as representações sociais na perspectiva da psicologia social. São Paulo: Brasiliense, 1995.

STOTZ, E. N. Enfoques sobre educação e saúde. In: VALLA, V. V.; STOTZ, E. N. *Participação popular, educação e saúde*: teoria e prática. Rio de Janeiro: Relume Dumará, 1993. p.13-21.

TANGUY, L. Racionalização pedagógica e legitimidade política. In: ROPÉ, F.; TANGUY, L. (Org.) *Saberes e competências*: o uso de tais noções na escola e na empresa. Campinas: Papirus, 1997. p.25-67.

TEIXEIRA, R. R. Modelos comunicacionais e práticas de saúde. *Interface – Comum. Saúde Educ.*, v.1, n.1, p.7-40, 1997.

_____. O acolhimento num serviço de saúde entendido como uma rede de conversações. In: PINHEIRO, R. M.; MATTOS, R. A. *Construção da integralidade*: cotidiano, saberes e práticas em saúde. Rio de Janeiro: UERJ, IMS, Abrasco, 2003. p.89-111.

_____. O desempenho de um serviço de atenção primária à saúde na perspectiva da inteligência coletiva. *Interface – Comunic. Saúde Educ.*, v.9, n.17, p.219-234, 2005.

TERRIS, M. *La revolución epidemiológica y la medicina social.* 3.ed. México: Siglo Veintiuno, 1987.

TESSER, C. D. *Epistemologia contemporânea e saúde*: a luta pela verdade e as práticas terapêuticas. Campinas, 2004. 414p. Tese (Doutorado) – Faculdade de Ciências Médicas, Universidade Estadual de Campinas.

THE DCCT RESEARCH GROUP. The effect of intensive treatment of diabetes on the development and progression of long-term complications in insulin-dependent diabetes mellitus. *N. Engl. J. Med.*, v.329, p.977-86, 1993.

THORNE, S. E.; PATERSON, B. L. Health care professional support for self-care management in chronic illness: insights from diabetes research. *Patient Educ. Couns.*, v.42, n.1, p.81-90, 2001.

TONES, B. K.; TILFORD S.; ROBINSON Y. K. *Health education*: effectiveness and efficiency. London: Chapman Hall, 1991.

UCHINO, B. N.; UNO, D.; HOLT-LUNSTAD, J. Social support, physiological processes, and health. *Cur. Direct. Psychol. Sci.*, v.8, n.5, p.145-8, 1999.

UK PROSPECTIVE DIABETES STUDY (UKPDS) GROUP. Intensive blood-glucose control with sulphonylureas or insulin compared with conventional treatment and risk of complications in patients with type 2 diabetes (UKPDS 33). *Lancet*, v.352, p.837-53, 1998.

VALLA, V. V. Educação popular, saúde comunitária e apoio social numa conjuntura de globalização. *Cad. Saúde Pública*, v.15 (supl. 2), p.7-14, 1999.

VAN DEN AREND, I. J. et al. Management of type 2 diabetes: a challenge for patient and physician. *Patient Educ. Couns.*, v.40, n.2, p.187-94, 2000.

VASCONCELOS, E. M. Participação popular e educação nos primórdios da saúde pública brasileira. In: _____. (Org.) *A saúde nas palavras e nos gestos*: reflexões da rede de educação popular e saúde. São Paulo: Hucitec, 2001. p.73-99.

VERMEIRE, E. et al. Patient adherence to treatment: three decades of research. A comprehensive review. *J. Clin. Pharm. Ther.*, v.26, p.331-42, 2001.

WALKER E. A. R. Characteristics of the adult learner. *Diabetes Educ.*, v.25 (Suppl. 6), p.16-24, 1999.

WALLERSTEIN, N.; BERNSTEIN, E. Empowerment education: Freire's ideas adapted to health education. *Health Educ. Q.*, v.15, p.379-94, 1988.

WILLIAMS, G. C. et al. Supporting autonomy to motivate patients with diabetes for glucose control. *Diabetes Care*, v.21, n.10, p.1644-51, 1998.

WISHNER W. J.; LUTFEY K. E. Response to Glasgow and Anderson (Letter). *Diabetes Care*, v.23, n.7, p.1034-5, 2000.

WOLF, M. *Teorias da comunicação*. 3.ed. Lisboa: Editorial Presença, 1994.

WOLPERT, H. A.; ANDERSON, B. J. Management of diabetes: are doctors framing the benefits from the wrong perspective? *BMJ*, v.323, n.7319, p.994-6, 2001.

ZIEBLAND, S. The importance of being expert: the quest for cancer information on the Internet. *Soc. Sci. Med.*, v.59, n.9, p.1783-93, 2004.

SOBRE O LIVRO

Formato: 14 x 21 cm
Mancha: 23,7 x 42,5 paicas
Tipologia: Horley Old Style 10,5/14
Papel: Offset 75 g/m² (miolo)
Cartão Supremo 250 g/m² (capa)
1ª edição: 2009

EQUIPE DE REALIZAÇÃO

Coordenação Geral
Marcos Keith Takahashi

Mais uma novidade da
Bandeirantes : QR Code

Se você não possui o leitor de QR Code,
acesse o site: http://get.beetagg.com,
fotografe ou filme o código acima e
entre no mundo digital da Bandeirantes.